U0350020

3.22-4.4）调和阴阳最佳处方：

方：　　　　　　　　瑜伽处方：

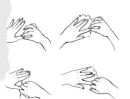

开始，每个手指揉 9 或 9 的倍数。
，揉手指 6 遍。
刺激手指，激发自愈潜能。

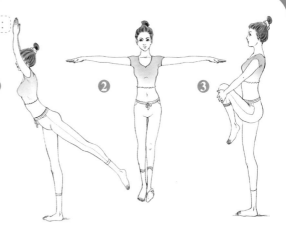

保持年轻态的秘密，就在这三招。
1. 每天练习"一飞冲天"，每次呼吸 5 次，您的颈椎就会非常舒服。
2. 把双手打开平展在身体两侧，后面的左腿向前轻微伸展，脚尖向回勾，呼吸 5 次。
3. 最后，左腿弯曲向上抬，双手抱住膝盖，呼吸 5 次。

瑜伽处方：

1. 双手手背相对放在胸前。两个小手指互相勾住。
2. 让小指带着手指向下、向外翻。吸气的同时把手臂向前伸直。
3. 手臂向头顶伸展。然后"原路"放下来。能有效消除烦躁和失眠。

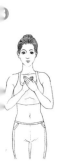

立秋（8.8-8.22）排湿最佳处方：

瑜伽处方：

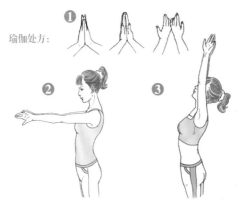

处方：

站直，双腿打开一
肩宽，慢慢弯曲

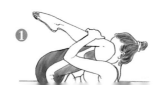

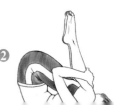

24节气养生法

迷罗 著

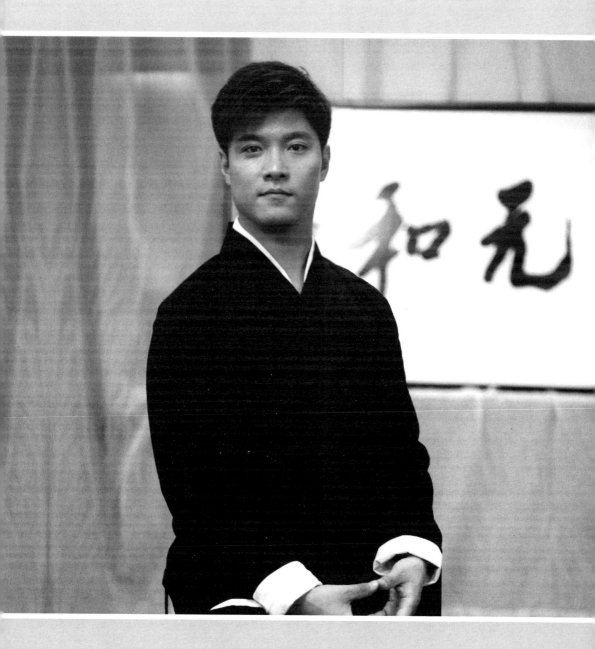

吉林科学技术出版社

图书在版编目（CIP）数据

24 节气养生法 / 迷罗著 . —— 长春：吉林科学技术
出版社，2015.8
　ISBN 978-7-5384-9157-9

　Ⅰ . ① 2… Ⅱ . ①迷… Ⅲ . ①二十四节气 – 关系 – 养
生（中医）Ⅳ . ① R212

　中国版本图书馆 CIP 数据核字 (2015) 第 094328 号

24 节气养生法

作　　者	迷　罗
责任编辑	孟　波　张　卓
封面设计	杭州月光宝盒文化创意有限公司
开　　本	710mm×1000mm　1/16
字　　数	150 千字
印　　张	13
版　　次	2015 年 8 月第 1 版
印　　次	2015 年 8 月第 1 次印刷

出　　版	吉林科学技术出版社
地　　址	长春市人民大街 4646 号
邮　　编	130021
网　　址	www.jlstp.net
印　　刷	三河市祥达印刷包装有限公司

书　　号	ISBN 978-7-5384-9157-9
定　　价	32.80 元

版权所有　翻印必究
如有印装质量问题可向承印厂调换

每一个节气都是强身、壮体的大好时机

熟悉迷罗的朋友都知道，我家中几位老人都长寿，90多岁了依然血压不高、心跳不乱，并且能自理生活。我总结过老一辈的养生之道，发现他们都有一个共同的特点，那就是顺天时而养生，也就是按节气来养生，什么节气该吃什么东西、该调哪条经、该做什么运动，都是有规律的。

尤其是迷罗家中最长寿的姥爷，近百岁的高龄，说起每个节气来仍然如数家珍，像"立春五芽炒，立夏杏苏草"，"夏至一觉比参强，冬至羊肉萝卜汤"……

我从小就在这样的环境中成长，后来选择了中医专业，跟一些名师学到了中医养生的精髓——五运六气，明白了节气养生是以天养人的大智慧、大方法，不由得常常感叹：原来自家老人在无形之中已经踩准了天地运行的节拍，所以必然得到天佑，个个健康长寿。

按照中医的观点，一年中的每个季节都存在两三种气候，比如秋季的前半段以湿为主，后半段以燥为主，不一样的气候按同一种方法去保养肯定是不行的，至少是不够的。所以这么多年来，我一直强调，按季节养生不如按节气来养生。

中医里最神奇的"五运六气"学说对气候有详细的划分，它把一年分为风、暖、热、雨、燥、寒六个季节。每个季节由四个节气组成，它告诉我们，摸清气候变化的规律和每个节气的特点，按照不同的节气来养生，绝不会出一点差错。

现在很多人都习惯认为，所谓节气养生就是什么节气吃点什么东西、补点什么、忌点什么，这个观点其实是片面的，这也是一些人按节气来保养但效果总不明显的原因。要知道，养生绝不是单一方面的问题，我们应

该以饮食养内，以运动调外，再以经络沟通内外，如此才能内外兼修，让身体方方面面都得心应手。事实上，从这么多年的养生实践与数百场健康讲座的效果来看，这种三合一的养生方法是最全面、最有效的。

很多朋友听说我在写书，就跑来说：你一定不要写的太复杂、太难懂呀！节气养生虽然好，如果里面的方法太难操作了，没那么多时间去做，也很难坚持下来的。

我明白这些朋友的想法，所以我把这些中医养生祛病的理论用一个个有趣的故事讲出来，尽量让里面的每个方法都更简单、实用。像提升脾胃功能的"地铁操"，养心安神的"电视操"，增进消化、打通心经的"饭前一拜"，动动脚趾头就能疏通经络的"脚趾瑜伽"等等，这些都适合现在忙碌的人们和家里身体虚弱的老人，既养生，又不耽误工作与生活，更没有什么副作用。我想只有这样，您才能把一堂堂养生功课都坚持下来，养成习惯。当养生成了一种习惯，您的生活品质就会油然得到提升，您会感到生活的每一天都是甜蜜蜜的。

我希望每个朋友在看这本书的时候，就好像在跟一个叫迷罗的老朋友拉家常。谈笑间，总能融融感受到"天冷记得加衣"里的真切。

本书用最通俗的语言教给您最有效的养生秘诀，每个节气都给出了三种不同的养生方法，而且，这三合一的养生方法也同样适用于全年，不过，在对应的节气用，保养脏腑的效果会更好。

二十四道健康大门，每打开一道，您就离身心健康，长寿无疾近了一步。全部打开后，您就迈进了每个人都梦寐以求的健康极乐境界。

迷罗
2009 年 10 月 3 日

目录 Contents

前 言 每一个节气都是强身、壮体的大好时机

第一章 按照节气去养生，健康自有天助也

借助 24 节气，平步青云获健康 ……………………002
没按节气来进补，补也白补 ………………………004
每个节气中您必须避开的外邪 …………………006
活学活用节气养生法 ………………………009

第二章 大寒到惊蛰，请以强肝壮胆为重

大寒是庆祝身体健康的第一节日 ……………………013
手捏"欢喜逍遥诀"，百病不愁无方解………………014
何以解忧，惟有"黄花合欢汤" …………………016
"妇科圣药"——莲花逍遥式…………………017

立春壮胆，百病不粘 ·················· 020

　简简单单瘦下来——"搋脚底培元法" ········ 021

　胜过名贵补品的"元神养生粥" ············ 023

　立春起做"瑜伽树式"，任你逍遥过百春 ······ 024

雨水如期而至，润肺细而无声 ············ 027

　排毒通经络的最佳方法——"朱砂掌" ········ 028

　小看枸杞，当心变老 ················· 030

　"莲花凌波"，大补心肺 ··············· 032

惊蛰排毒正当时，虚邪贼风齐消遁 ········ 035

　不花1分钱就能解决您的便秘之苦 ·········· 036

　有了"柏仁通便粥"，何须天天吃泻药 ········ 038

　无事勤练瑜伽，强过泻药百倍 ············ 040

第三章　春分一夜阳气升，暖季温阳徐徐来

时到春分昼夜忙，调和阴阳第一桩 ········ 046

　激发您的自愈潜能就是这样简单

　　——"五行指头功" ················· 047

　"黄脸婆"的美容秘方 ················ 049

　年轻态的秘诀——"平衡三招式" ·········· 051

降压减脂，莫过清明 ················· 054

　三步可减肥，终身都享"瘦" ············ 055

　苦菊拌苋菜，补肝、清心、减肥 ··········· 058

　白送您最安全的"推任开泉牌降压药" ········ 059

谷雨时节去享"瘦"，一年到头不忌口 ······ 063

　轻松有趣才减肥——"互动拳法" ··········· 064

　别错过"荷叶减肥法" ················ 066

治痔疮，点长强 ……………………………… 067

立夏快养脾，睡好"子午觉" ……………………… 070

　　有了"脾胃专家组"，补脾不用开药方 …… 071

　　健脾补气，非"君"莫属 …………………… 073

　　只花 10 分钟，脾肾好起来 ……………… 075

第四章　小满到小暑，养胃又健脾

小满祛湿，争分夺秒 ………………………… 080

　　就在三阴交到阴陵泉之间灭湿毒 ………… 081

　　家有"祛湿大元宝" ………………………… 083

　　美丽也需要模仿——祛斑效果好过面膜、

　　面霜的"蝴蝶式" ………………………… 085

芒种好节气，补心黄金期 …………………… 087

　　散寒止痛"温胃诀" ………………………… 088

　　每个女人都想纳入怀中的妇科养血第一方 …… 091

　　吃得香、睡得着要靠一种技巧

　　——"手少阴式" ………………………… 092

到了夏至节，滋阴养肾不能歇 ……………… 095

　　有了"玉带"护腰，后天健康就有了保障 …… 096

　　"六味地黄粥"，尽孝最贴心 ……………… 098

　　睡得香，寿而康——"睡瑜伽"法 ……… 099

小暑温风至，舒心调颈肩 …………………… 102

　　用"铁砂掌"治颈肩病，肩到老都没问题 …… 103

　　喝了"蜂灵桃花茶"，皮肤都能掐出水来 …… 104

　　治颈椎病最见效的"瑜伽山式" ………… 105

第五章 大暑立秋好驱寒，处暑白露忙祛湿

大暑万物荣华，冬病插翅难逃·······109

在大暑用"朱砂掌"治关节炎，想不好都难·······110

"冬病夏治节"可以这样来过·······112

老年有"靠山"，腿脚不再酸·······113

立秋去通膀胱经，清热排湿显年轻·······116

立秋时节刮刮痧，个个活过八十八·······117

立秋时节的最佳排毒饮料——鱼腥草梨汤·······119

治疗腰酸背疼，莫若"摇篮式"·······120

谷到处暑黄，家家户户祛湿忙·······123

身体虚，没力气，找膀胱经去·······124

"二米南瓜粥"，脾胃最需要·······127

百岁老人都能练的脚瑜伽

——"石头、剪子、布"·······129

白露勿露身，早晚要叮咛·······132

脚心相对，补肾瘦小腿·······133

元气已伤，还不去喝"益肾元气茶"·······135

随时随地抬脚跟，何须人参加鹿茸·······137

第六章 一场秋雨一场寒，润燥清咽肺平安

秋分地门闭，保肺以缓秋刑·······139

最好的补品是口水·······140

为自己开"好睡安眠方"·······142

好运从好觉开始·······143

寒露天凉露水重，润燥清咽避燥邪 ……………………147

　十一长假，回家给爸妈做足疗 ……………………148

　歌唱家嗓子好，因为有桔梗清咽茶 ………………150

　从"聪明的一休"那儿学来的止咳秘方 …………151

霜降一过百草枯，保腰护腿要知足 ……………………154

　孝敬爸妈第一法——"摩背寻穴养生法" …………155

　我祖上传下来的长寿秘方——"茯苓养生酒" …158

　做个"老蝗虫"，腰背不再疼 ……………………159

立冬燥气最盛，进补切切谨慎 ……………………………162

　入冬补阳大法——"负日之暄" …………………163

　"神仙粥"的家庭熬制法 …………………………164

　双脚一分，大补肝肾 ………………………………165

第七章　欢欢喜喜过寒季，进补不忘壮阳气

小雪进补莫着急，"欲补先清"是真理 ………………169

　排除人体"三窝"毒 ………………………………170

　"白玉清汤水"，无毒一身轻 ……………………173

　敢问谁是保卫肝肾的战士 …………………………174

小雪应清肠，大雪宜进补 ………………………………177

　艾灸：家中必不可少的"保养专家" ……………178

　气血双补，人间可寻"八珍汤" …………………179

　不睡觉就能缓解疲劳的"懒人伸腰式" …………180

阳气才露尖尖角，冬至养阳正当时 ……………………182

　温关通窍——农村老中医的养阳秘诀 …………183

有"从容补阳粥"开路，温补肾阳更从容 ············184

千金难买的清心良方——"静坐法" ··················186

小寒壮肾阳，年头年尾肾都强 ························189

早敲胆经身体健，晚推肝经睡眠好 ··················190

补肾壮阳一杯酒——淫羊藿丝酒 ····················192

一招找回男人自信——"半桥式" ····················194

后 记 每个人都应该享有健康之福 ···············196

按照节气去养生，健康自有天助也

借助 24 节气，平步青云获健康

没按节气来进补，补也白补

每个节气中您必须避开的外邪

经络、瑜伽、食疗三合一，养生祛病才彻底

借助24节气，平步青云获健康

身体强不强，先靠节气养

说到节气，人们普遍都会想到农事。其实，节气不仅与农事有关，更是关乎人健康的终生大事，从古至今，每个节气的气候不同，人体内的气血也会随之产生相应的变化。如果把人体比作一亩田地，那您在身上针灸、按摩或是贴敷，就相当于在人体上"耕耘"。

大自然有生、长、收、藏的规律，人体也是一样。比如说从大寒到惊蛰，这四个节气2个月的时间属于风季。借着"春风吹又生"这番活力，春耕开始了，农民伯伯们开始了一年的劳作。而此时正是人体这块"田地"阳气复苏的时候，您的养生任务就是让阳气顺利"发芽"、壮大。

再比如说从小寒到大寒，这时候天气寒冷，万物不再生长，阳气藏到了地下，农民伯伯也不再干农活了，而是储备好粮食开始过冬。人体的气血在这个时候也是宜藏不宜泄，所以您不但要注意培育气血，还要注意补肾，别乱消耗自身的能量。

在自己的身体上养生保健，就相当于农民在田地里劳作耕耘，如果播种晚了一个节气，那秋天收割的时候，收的就会是瘪种子，没收成。比如，立春正是阳气生发的时候，相当于种子开始萌芽了。如果这个时候不注意补养气血，那阳气就不会很好地升发。

明白节气的特点，您在养生时就要在风季养生发，见暑热养生长，见湿养转化，见燥养收敛，见寒养封藏。该种时就要种，该收时就要收，见机保健康，别耽误时间。

比如说，如果您在风季、热季这两个阳气萌芽生长的阶段没做好助肝阳升发的功课，那您一年到头都会阳气不足。而在暑季阳气最旺的阶段，您如果不好好养心通络，那大量的阳热之气肯定要淤滞在您体内，让您出现各种上火症状。

不是养生的方法没用，而是您用的时间不对

您可能有过这样的体会：身上有毛病了，不舒服，看完医生后，照着他说的做了，就是不见效果。听旁人说扎针、按摩会有效，也去试了，折腾了一段时间，人也累了，却没有一点起色，有时候还会引出别的毛病，烦恼不已。

比如说，我以前的一个学员总是感觉乏力、没精神。医生说是气血不足，她就按照医生说的吃了些黄芪、当归一类的补气血的药。结果不但精神没改善，血压反倒升高了，扁桃体还发炎了。

还有一位体质偏寒的阿姨，一到冬天就手脚冰凉，特别怕冷。她听别人说艾灸会有用，就坚持做了两个月，总不见什么效果。到了冬天，手脚照样冰凉……

有的女士倒是挺注意保养的，隔三差五地补上一补。结果体内过多的火热之气不仅排不出去，还在体内乱窜。窜到身体上部就引发了痘痘、牙痛、口疮……窜到下体时，就出现例假提前、经期量大、生理周期混乱等问题。

这是为什么呢？因为他们都不懂节气在祛病养生中的重要性。

选对时间，身体先就好了一半

我告诉那位气血不足的朋友，让她从大雪开始吃当归、黄芪。她回家照着做了，过了半个月，她打来电话说："迷罗，你介绍给我的方法真管事。我现在不但腿脚有劲了，精神头儿也好了，我周围的邻居还都说我脸色红润，气色也大好了！"

听她这么说，我也感到很高兴。大雪是一年中最冷的开始，正赶上阴气

盛到极点、阳气开始萌芽的时候。这时，人体需要吸收更多的能量来抵御寒气、助阳气萌发，而人体脾胃功能处于吸收的旺盛阶段。所以，借助这段时间来养生，补得恰到时候又可避免上火。

而那位体质偏寒的阿姨，我让她从大暑开始灸关元穴半个月，当年那个冬天她过得舒舒服服。

大暑盛行的是潮湿闷热的太阴湿土之气，阳热之气最重，所以这个时候人会比较难受，此时如果采用艾灸来祛身体的寒湿却是最好不过的了。想想看吧，以艾条作媒婆，把天地阳热之气引入经络穴位，使之与体内的阳气一拍即合，共同起到祛寒的效果。借老天这把火来给您祛寒，这效果能不好吗？

一年365天，气候温、热、寒、凉，各自变化不同，所以您该做的养生功课也应与时俱进。天气很热时，阳气正盛，吃补品当然容易上火。天气寒凉了，人体阳气开始回收于内，此时您若去做大量的运动就会伤到元气，到时候打着灯笼还找不到身体越来越虚的原因。所以，懂得什么时候该补、该泄，您就用不着皱着眉头找医生了。

您看，同样的方法只不过换了一个时间来用，身体就会马上好起来了，这和"打蛇必打七寸"的道理异曲同工，养生也要养在节骨眼上，而这个"节骨眼"就是节气。所以，选对时间，身体先就健康了一半儿。

没按节气来进补，补也白补

最怕的是身体不知道吃亏吃在哪里

现在，讲季节养生的书很多，一般都强调按照春养肝、夏养心、秋养肺、冬养肾的规律来调养身体。比如说春天要多吃葱蒜、韭菜这一类可以升发阳气的食物以温补肝阳，但整个春天都可以这么吃吗？

我一个特别注意养生的朋友告诉我，说每年一到春天的最后一个月，他家里人的脾气都很大，不仅如此，还牙痛、口舌生疮、脸上长包、便秘……

比一年中任何时候发生的次数都多。

后来我一问，原来他是看书上说春天要多吃葱蒜以助阳气升发，所以他们家几乎天天都离不开葱蒜。我告诉他，有句老话叫"清明之上不进补"，因为清明、谷雨这两个节气正是阳气升发最旺的时候，本来火已经很旺了，您还往上浇油，不出毛病才怪。

再看秋季，此时天气干燥，而肺最怕燥气，所以要多吃百合、麦冬、银耳这一类滋阴润燥的食物。但这就存在一个很重要的问题，立秋、处暑、白露这三个节气以湿为主，要是不明白这一点，一入秋就吃百合、银耳，那就补错了。

秋天的第一个月湿气最重，吃过多滋阴、粘腻的东西就会加重体内的湿气，让脾胃不堪重负。您如果一入秋，胸口总是闷闷的，没食欲，一定跟吃错了东西有关。

所以，按照节气来养生才能"天人合一"，借助老天之力来养人，这才叫不生病的大智慧，省时省力，更省心省钱。

另外，按照中医"五运六气"这个理论来分，一年其实可以分为风、暖、热、雨、干、寒这六个季节。每个季节由四个节气组成，您只要记住每个节气的特点，就能找到老天为您量身定做的养生大法。

风俗习惯里深藏不露的养生大智慧

其实，很多风俗里都深藏着"节气养生"的道理。为什么一到立春就要吃春饼？因为用麦面烙制的春饼卷着韭黄、豆芽这一类具有生发功效的食物，吃了正符合立春阳气升发、要"发陈"的养生大道。

老北京有一种叫豌豆黄的小吃。在夏至的时候，人们有吃它的习俗。因为"夏至一阴生"，此时天气炎热却又阴气初生，而豌豆可以祛火、解暑、滋阴，所以要在这个节气吃豌豆黄。

另外，南方还有吃清明团子的习惯，比如一到清明节，人们就会用糯米粉和青蒿草做团子吃。这青蒿草也是一味草药，能清热、解毒。在清明节这一天吃，能祛除因阳气升发太旺而导致的火气。

莆田人在大暑时节有喝温汤羊肉的习俗，这让很多人都不能理解，天气那么热，干嘛还要吃羊肉这种热性上火的东西呢？其实，莆田人很聪明，他们在借老天的暑热之气和羊肉的温补之力，合力把体内的寒气驱散，这叫"冬病夏治"。

其实，在很多人们习以为常的风俗中都包含着养生的大道理，只不过您可能日用而不知罢了。

 ## 每个节气中您必须避开的外邪

前面说到了"五运六气"这个概念。"五运"是指木、火、土、金、水这五行的运动，而"六气"是风、寒、暑、湿、燥、火这六种气候的变化。根据"五运六气"这个理论来划分，一年可以分为气候鲜明的六个季节，即风季、暖季、热季、雨季、干季、寒季。

每个季节都由一种气来主导，正常情况下，这些气都是养人的。但如果它们变化太过，超出了我们人体的承受范围，人就容易生病，这时六气被称为"六邪"或者"六淫"。

大寒、立春、雨水、惊蛰要避风邪

《黄帝内经》说"风为百病之长"。因为其他几种邪气是借助于风侵入人体的，像寒邪、热邪、湿邪等。

风邪在大寒、立春、雨水、惊蛰这四个节气最猖狂，它能通过侵犯体表使毛孔大开而进入人体，特别会攻击人体阳气聚集的部位，像背部、头部、上肢等。而人一旦受风邪侵袭就会表现出头痛、头晕、肩背酸痛、怕风、鼻塞等症状。所以在这段时间里，您千万要做好防风的准备。

风邪有个绝招，就是跑。它不会老老实实地待在一个地方，一旦进入人体，就打起了"游击战"，医书上形容叫"善行而数变"。它跑到人体表面就会引起荨麻疹、皮疹、皮肤瘙痒一类的问题，跑到关节上就会引发关节疼痛，跑到肌肉里就会导致肌肉酸痛，跑到筋脉里就会导致抽搐、痉挛等等，可见风邪发无定处，不好对付。

春分、清明、谷雨、立夏要避火邪

什么是火邪呢？比如，辣的东西吃多了，不仅脸上长痘痘，甚至还会口腔溃疡、牙痛，这就是火邪伤身的表现。在春分、清明、谷雨、立夏这四个节气上，天地阳气上升，正是人体火气最旺的时候，您如果在饮食起居方面稍不注意，很容易就会"惹火上身"。

火的特点是上炎，比如火苗都是向上的，所以人一上火往往首先表现在头面部，像口舌生疮、牙痛、眼睛红肿、脸长痘痘等。

小满、芒种、夏至、小暑时要避结伴作恶的暑邪和湿邪

天气炎热的时候，您会看到柏油马路上冒着热气，这就是暑气。暑是火的极致，比火邪还要厉害，人一旦中暑就会出现高热、面色红赤、眼睛红肿、心中烦乱、脉象洪大等症状。

暑邪容易升散，它一旦侵入人体，体内就会变得很热，这些热火留在体内，是会把内脏烧伤的，所以人体要通过大量出汗来散热。如果您体内没有多余的水分，那散到一定程度就要调用人体内宝贵的津液和气血了。

身体内的水分少了，人就容易口渴，特别想喝水，还小便短少、黄赤。再加上消耗过大，容易气短、无力，甚至晕倒，所以暑邪的魔力不可小视。

另外，暑邪伤人的时候还喜欢拉上一个同伙，就是湿邪，这叫"暑多挟湿"。热季不仅天气炎热，而且多雨，天空中弥漫着又热又潮的湿气，所以暑、湿这两个邪魔常会合伙侵犯人体。这个季节，您就要做好双重防范准备。

大暑、立秋、处暑、白露要避催生肿瘤的湿邪

什么是湿呢？简单地说，就是您洗完热水澡后浴室的墙壁上蒙着的那一层水汽。

湿属于阴邪，特别伤人体的阳气。而人一旦受湿，经脉的运行速度就慢了，消化吸收的功能也弱了，大便也不清爽了。要知道，脾是最怕湿的，所以湿

气一上身，首先伤到的是脾胃。

湿有两大特点，一是黏滞，二是趋下。什么叫黏滞呢？人受湿以后，大便会粘马桶，汗也比较黏糊，而且味重，小便会发涩不畅，这就是黏滞的表现。

趋下就是往下跑。体内湿气重了，下肢就会浮肿，女性也容易出现像妇科炎症、带下一类的问题。住地下室的人，一到夏天会明显感觉湿气很大，因为衣服被子总是潮呼呼的。在这种环境里住久了，人就容易犯关节炎、风湿、内分泌紊乱等毛病。

在中医看来，湿性体质等于肿瘤体质。为什么呢？木头放在阴暗潮湿的环境下，时间久了就会腐朽变质，长木耳、蘑菇。您的身体也是这样，如果湿气在体内逗留太久，就容易生炎症、肿瘤、息肉一类的东西，所以必须引起重视。

秋分、寒露、霜降、立冬要避催人快老的燥邪

秋分一到，您的皮肤常会起屑，眼睛、鼻子、头发都感到发干，这就是燥邪出来活动了。

体内燥邪重了，首先就会表现在皮肤上。为什么原本水水嫩嫩的植物一到这段时间都干枯萎黄了，就是因为燥邪吸走了它们的水分。所以缺水是保养皮肤的最大障碍，因此，这段时间您一定要抓紧做好润肤的功课，否则，您的皮肤也会像植物一样被燥邪吸干水分而变得皱巴巴的。

五脏里面最怕燥的那就是肺了。肺为娇脏，凉点不行，热点也不行，最受不了的就是燥。本来经历了热季的闷热，您的肺能量已消耗不少。如果这时不做好滋阴润肺的功课，肺就很容易成了燥邪的"俘虏"，然后出现口干、咽痛、咳嗽、全身发干、毛孔粗大、皮肤粗糙等症状。另外，和肺相表里的大肠也会跟着遭殃，出现大便干燥、排便不畅的毛病。

小雪、大雪、冬至、小寒这几个节气要防寒邪

寒属阴邪，一到小雪、大雪、冬至、小寒这几个节气，它很容易就把人体的阳气伤了，表现出来就是全身发冷、关节疼痛、不出汗等症状，中医管这叫"阴盛则阳病"。

寒邪有两个特点，一是凝滞，二是收引。比如，水一到冬天就会结成冰，这就是凝滞。同样的道理，人体的气血一受寒就容易淤堵，结果气也不通，血也流动缓慢了。紧跟着，体质就开始下降。在寒冷的天气里，塑料尺子在外面冻一夜就会变得很脆，稍一用力就折了。人的内脏一旦受寒也会变脆弱，容易出问题。

什么是收引呢？人一受寒，毛孔就收住不开了。受过风寒的人都知道，身体发热发烧，但就是不出汗，而吃点姜、葱白泡的水，让汗发出来就好了。另外，人在凉水里游泳的时间长了，腿容易抽筋，这也是寒性收引的表现。

通过上面的介绍，您应该大概知道一年中的每15天内应该防备什么病邪了吧？其实，人生病的主要原因还是身体的阴阳失调，不能适应天气和环境的变化而造成的。有一句名言是这样说的：我们不可能改变世界，但我们可以通过改变自己来融入这个世界。这句话换用在养生上也同样适用：我们不可能改变天气，但可以通过改变自己的身体素质来适应天气环境，以此达到天人合一的境地。

 ## 活学活用节气养生法

每个节气的三合一养生方案全年都适用

自我推广节气养生以来，总会有朋友问我这样的问题：每个节气上的方法在其他时间段还能用吗？难道只能在这一个节气做？当然不是，每个节气提供的方法都是全年适用的，只不过这些方法有一个最佳的使用时间，用对了时间，就能起到最好的效果。

每种方法都相当于有半个月的试用期，如果您试用后感觉确实适合自己，效果很好或者自己很喜欢，那您就可以一直坚持下去，像地铁操、互动拳、揉肾经、逍遥诀、摇篮式等等，都已经成了很多人每天必做的功课，常年坚持。

其实，每个节气上的方法都有一个重点，比方说清明、谷雨的功课重在减肥减脂, 三高人群或肥胖者, 就可以长期坚持做下去; 立夏的功课重于补气、健脾胃, 脾胃不和、脾气虚弱的朋友就可以长期练习元气椎; 而小满以祛湿、消炎为主, 体湿或者有炎症的朋友就可以常做瑜伽消炎体式。

哪种方法适合自己, 您就常年坚持

每个节气中的养生功课都是经络、饮食与瑜伽的三合一组合, 全年都可以做, 但是按照五运六气的观点, 不同的节气有自己的气候特点, 像清明以火为主、大暑以湿为主、霜降以燥为主, 在这三个节气就要分别有针对性地做以祛火、除湿或者润燥为主的功课。

作为日常保养, 您可以选择书中的一两种适合自己的方法长期坚持。您如果身体上有某方面的毛病, 就可以找出书中相对应的方法, 不必按照节气墨守成规去操作。

比方说张阿姨患了高血压, 买了我的书, 看到有能降血压的瑜伽动作, 很高兴, 正要照着做, 却发现是清明这个节气的功课, 当时呢, 才刚到立春。老太太这个着急呀, 赶情还要等两个月才能降压呀? 我听了赶紧打电话给她说: "如果您有这个问题, 清明时节的方法当下就可以拿来练习, 不必按照节气的规律来走。"

所以每个节气上的养生功课, 您既可以应时应景地做, 又可以选定适合自己体质的方法, 只要让自己身体好起来就行。

系列方案让您做自己与家人的保健医师

为了让每一位朋友都能清楚、有效地使用迷罗提供给您的方法, 我在这里为您列出了按节气养生以外的练习方案。有了这个方案, 您就能设计出最适合自己的养生调理计划。

分类	适用人群 / 病症	最佳养生时间
按年龄划分	年轻人	立春、惊蛰、谷雨、小满、芒种、小暑、白露、秋分、立冬、小雪、小寒
	中老年人	雨水、清明、立夏、夏至、大暑、立秋、处暑、寒露、霜降、大雪
按体型划分	瘦人增肥	立夏、芒种、小雪
	胖人减肥	惊蛰、清明、谷雨

分类	适用人群 / 病症	最佳养生时间
按病症划分	颈椎病	小暑
	腰椎病	霜降、立秋
	高血压	清明
	高血脂	惊蛰、清明、立秋
	糖尿病	清明、小暑、处暑
	低血压、贫血	芒种、小雪
	失眠、神经衰弱	大寒、立春、夏至、秋分、立冬
	免疫力下降	立春、雨水、春分、立夏、夏至、立冬
	内分泌失调	大寒、春分
	关节炎	大暑、小雪
	压力过大	大寒、春分
	肩周炎	小暑
	痔疮	谷雨
	肾气不足	白露、立冬、小雪
	脾胃不和	立春、立夏
	便秘	惊蛰、清明
	皮肤粗糙、黯淡	秋分
	肥胖	清明、谷雨
	咽喉炎、咳嗽	寒露
	阳气不足	立冬、冬至
	阴虚内热	白露、秋分
	性功能下降	小寒
	虚不受补	小雪
	气血双亏	大雪
	青春痘、痤疮	惊蛰、清明、立秋、小满
	抑郁	大寒、立冬、小寒
	视力下降	立春、立冬
	月经不调、痛经	大寒、小满、芒种、白露

大寒到惊蛰，请以强肝壮胆为重（风季）

大寒是庆祝身体健康的第一节日

立春壮胆，百病不粘

雨水如期而至，润肺细而无声

惊蛰排毒正当时，虚邪贼风齐消遁

大寒是庆祝身体健康的第一节日

大寒是一年的最后一个节气，却是节气养生的开始，因为按"五运六气"来划分，它是第一气的开始，进入大寒，六季的第一季——风季就开始了。

这会儿风邪初起，伴随着寒冷的天气，风与寒这两股邪气最容易合伙侵犯人的体表，所以养生的重点在于调节肝胆经。这样不仅能升发阳气以防风寒，而且还能疏散心中郁闷、压抑的情绪。

国外有报道说丹麦的科学家通过观察，发现在天气最寒冷时出生的人患抑郁症的几率要高于常人，这就说明天气对人的影响之大。大寒这段时间，天气最为寒冷，日照不足，阳气偏弱，人的情绪也跟着低落。尤其本身就有抑郁倾向或平时压力过大的人，在这段时间就进入敏感期，不良情绪不及时排解就容易影响健康。反过来，坏的健康状况又会影响情绪的发展。

肝主怒。此时，人们多因气候的影响而肝火旺，容易暴躁或抑郁，所以这个节气应好好调节肝气。有一个"欢喜逍遥诀"最适合帮您打通肝胆经，疏散瘀滞、升发阳气。

大寒强肝壮胆最佳处方：

经络方：双手向下推肋部经络，再按揉太冲穴。
食疗方：黄花菜、合欢花加水煮半小时，用药汁兑蜂蜜，睡前喝一杯。
瑜伽方：每天练习"莲花逍遥式"。

手捏"欢喜逍遥诀"，百病不愁无方解

灭肝火，远郁闷

每个人对生活都有自己的感悟，我表哥的至理名言是——"生活就是一团麻，不要乱七八糟地过，否则它就会打结。"这不，今天我就帮他解了一个小疙瘩。

有一天，我去看舅妈，快到她家的时候听见表哥和表嫂在吵架。我赶忙跑进去把他们劝开："什么事呀，吵得这么厉害，表哥你一个大男人，得让着点表嫂才是。"

表哥一脸委屈地说："能有什么事呀，她跟吃了炸药似的，每天一点鸡毛蒜皮的事就跟我吵。你来得正好，快给她开点祛火的药，我也好消停消停。"

我给嫂子把了把脉，一摸脉就觉得不对劲。我问道："嫂子最近胸肋是不是总闷痛啊？"她点头称是。

"难怪，你这是肝气郁了，郁则化火嘛。"

嫂子不解地问："啊？发脾气还是病呢？""那当然啦，肝气通，人的经络就顺畅。肝气不通，经络就容易淤堵，淤久了就出问题了，像乳房肿块、子宫肌瘤都是淤导致的。"

表哥忙问："那她这火怎么灭呢？"

我说："其实这根源在心病上，心病还需心药医。嫂子凡事多想开点，

别老生闷气。你要知道，这个气闷在心里边就是百病的根。我教你个'欢喜逍遥诀'吧，经常调一调，肝经就能保持通畅，你就不会那么郁闷烦躁了。"

四门常打开，欢喜自然来。太冲点一点，逍遥每一天

首先说这第一句。"四门"就是指肝经上的期门与章门两个穴位，左右各两个，所以叫四门。章门是"障碍之门"的意思，它不仅是肝胆经的会穴，又是脾的募穴，专门治疗脾虚与情志抑郁。

期门是肝的募穴，能直接疏理肝气，而且它是治疗一切肝胆、乳房疾病的要穴。只要这"四门"常打开，就能打通肝经。方法很简单，**把双手放在两侧肋部，用力向下推，就能打开这四扇门，让快乐走进来。**

"太冲"是首当其冲的意思，它是肝经的原穴，专门疏肝解郁、调和经血，最适合脾气大的人使用。肝火很旺的女人，太冲穴处是很敏感的，甚至痛不可触。按着疼就代表肝经有问题，要多去点按，坚持下去，一个"母老虎"变成温柔淑女便指日可待。

有了这个"欢喜逍遥诀"，表哥的生活明显少了很多"结"。看着日渐温柔、健康的妻子，表哥的心里乐开了花，逢人便讲："原来快乐生活有秘诀。"

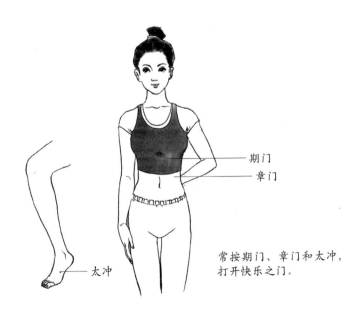

期门
章门
太冲

常按期门、章门和太冲，
打开快乐之门。

何以解忧，惟有"黄花合欢汤"

　　"何以解忧，惟有杜康。"人们烦闷的时候总喜欢喝酒，希望能一醉解千愁，可是醉酒不仅危害自身健康，忧愁的事情还是一件也没有少。于是，人们幻想着有一种东西可以让自己忘记所有的烦恼。

　　现实中还真有这么一种忘忧草，学名叫萱草，人们称之为"健脑菜"。单听名字您可能很陌生，但说起它开的花——黄花菜，可以说是无人不知。白居易有诗云："杜康能散闷，萱草解忘忧。"

　　现代科学研究发现，黄花菜有健脑、抗衰老的作用。因为这里面含有丰富的卵磷脂，这种物质能消除动脉内的沉积物，对增强和改善大脑功能有重要作用。所以您如果出现了注意力不集中、记忆力减退、脑动脉阻塞等症状，就可以用它来健脑。

　　我本家一个舅爷原是地税局副局长，退休后，生活一下子冷清了许多。渐渐地，他心中开始烦躁焦虑，晚上睡觉也不安稳。这下更是火上浇油，脾气一天比一天暴躁。一些不起眼的小事情都成了导火索，见谁向谁开炮。儿女都避而远之，这令舅奶奶叫苦连天。

　　确实，这种因烦躁、焦虑而影响睡眠的情况，老人中不在少数。老人家本身阳气不足，心气弱，忧愁烦恼不能很好地排解，像退休、丧偶、居住环境变动等一些情况往往会引起他们较大的情绪波动，导致烦躁、失眠。

　　我给舅爷开了个"黄花合欢汤"的方子：**黄花菜 25 克与合欢花 10 克，加水煮半小时，用药汁兑蜂蜜，睡前喝一杯。症状改善后，一周喝两次作为巩固。**

　　合欢花在药店里就能买到，《神农本草经》中说它可以舒解心中郁闷，安神活络，令人欢乐无忧。而黄花菜能除烦安神，这两样配合到一起就能达到除烦、解郁、安神之效。专门治疗虚火上炎导致的烦躁、精神不安、闷闷不乐、失眠健忘。

　　舅奶奶照着我这个方子给舅爷熬着喝，没多长时间，她兴冲冲地打电话给我说："你舅爷服用的第三天，睡眠就好了。喝了一个月，现在已经能睡踏实了。睡眠一好，他那暴脾气也消了。这不，今天竟然主动去老年大学报了个书法班，准备享受退休后的老年生活了。"

我高兴地对她说："您也可以喝，这个方子有很好的健脑效果，每月喝上几次不但能防止一些心脑血管疾病的发生，还能增强记忆力、提升睡眠质量，让您跟舅爷做一对健康老伴。"

放下电话，我心中也是无限感慨。生活中不乏一些药食同源的好东西，既能养生，又能疗疾，还能解忧愁。如果每个人都能了解一些这方面的知识，何来烦恼呢？

 ## "妇科圣药"——莲花逍遥式

保护好肝就能每天快活

有一位老太太好哭，她有两个女儿，大女儿嫁给了卖雨伞的，小女儿嫁给了卖面条的。这位老太太每天一看到太阳出来，就担心大女儿店里的雨伞没人买。

遇到下雨的天气，她想小女儿店里的面条没有太阳暴晒，面条卖不出去又怎么办呢？每天忧心忡忡的，无论晴天雨天，她都在哭，左邻右舍劝不过来，干脆就称这位老太太"哭婆"了。

这是一个讲心态的故事。如果换一个角度来看，下雨天，老太太想着大女儿的雨伞会畅销，而晴天想着二女儿的面条会好卖，不就是一个美好的结局吗？这是人生的一种智慧，在不开心的时候，脑子只消转一个小弯，去看积极的一面，就会有不一样的心境。

这虽然只是一个故事，但生活中还真有不会转弯的人，遇到什么不顺或不开心，就一猛子扎进去，不会自我调节。慢慢地，不好的情绪在体内郁结久了，人就会变得压抑、郁闷。

这种情绪在中医看来属于肝气郁结，人体的气机运行通畅，情绪就相对舒畅。而气是由肝来疏导的，肝就像一个英明的将军，指挥调度气的运行，使体内气血的运行井井有条，互不相犯。但肝的疏泄功能一旦出了问题，气都郁结在里面，体内就乱了。表现在身体上就是内分泌紊乱，表现在情绪上就是压抑、郁闷或者暴躁。

"莲花逍遥式"，保肝圣药

我一个朋友就属于这种情况，一有不顺心的事就把自己关到屋子里偷偷抹眼泪。人也变得越来越内向，与同事的关系处得都不好，而且月经也不正常，体检时还查出有乳房肿块。

一天下班后，她来家里找我，希望能从我这里寻求一些好方法，说着说着眼泪就掉下来了。看到这种情况，我建议她吃逍遥丸。

逍遥丸被誉为"妇科圣药"，专门理气化瘀。吃上一段时间，肝气通了，气血恢复了正常，身体自然会慢慢好起来。

另外，在瑜伽体位里有一个与逍遥丸同等效果的体式，叫"莲花逍遥式"。

"肝气郁结了，要多去伸展肝胆经。肝胆经就在我们身体的侧面，肋部的位置就是肝胆的'窗户'。现在让我们打开这扇'窗户'，让阳光照进来，把内心的阴暗都驱散开。"

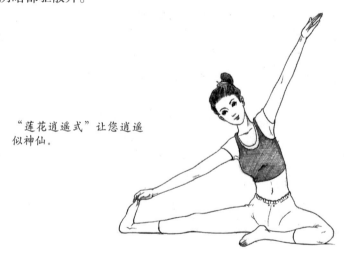

"莲花逍遥式"让您逍遥似神仙。

我一边说着，一边铺好毯子，让她坐下来，**把右腿伸直，左腿弯曲平放在地面上，左脚心贴在右大腿的内侧。然后身体向弯曲的左腿方向扭转，右手去抓右脚尖，而左手臂向天空的方向伸展，尽量使身体保持在一个平面内。**

刚开始，她很难完全展开，我就让她靠着墙，背、腿和手臂都贴着墙。这样，她很快就找到平面侧展的感觉了。持续了1分钟，她收回来说好舒服，感觉有一股暖流流向肋部，真的好像阳光照进来一样。

我说："那就好，你要坚持练下去，每天在固定的时间里练习'莲花逍遥式'，你的这种状况就会好很多。但是，你真正的问题还是在心里，要多去调整情绪，把内在的心结打开，阳光才照得进你的心里。"

有些女性特别爱生气，心情不好就闷闷不乐，甚至痛哭流涕，遇到一点不顺就乱发脾气、暴跳如雷。俗话说 "百病生于气"，气滞会引起血瘀，血瘀则容易形成肿块、肿瘤。

所以经常情绪不好的人容易出现乳房胀痛、失眠健忘、胃口下降、面黄肌瘦、周身酸软、腰腹疼痛、目眩耳鸣等症状。您如果也出现这样的症状，就代表您的身体已经处于气滞的状态，这时，"莲花逍遥式"就是您最体贴的心理医生，能及时帮您疏肝理气，把疾病消灭在未形成状态。

当然，谁也难免会情绪暴躁，生点闷气。但您千万不要让这些闷气在体内留宿，这不仅会破坏家庭的和睦，对身体也无益。不论男女老幼，每天练习几分钟"莲花逍遥式"，就可以增强肝经的解郁能力，让您乐得逍遥在人间。

立春壮胆，百病不粘

立春虽然没有大寒那么寒冷了，但这时的"倒春寒"还是不可小视的。此时，万物萌发，毛孔初开，风邪夹着寒气最容易趁虚而入导致人感冒、伤风。所以这个时节您养生的重点在于提升内在阳气来护卫体表，使闭塞了一冬的毛孔开始吐故纳新。

为了助您升发阳气，我这里有个瑜伽动作——"瑜伽树式"，您是一定要练习的。像大树一样伸展枝条，就能唤醒您体内沉睡的阳气。

另外，风在五行属木，风吹动肝阳向上升发，肝气旺了就会克制脾胃之气，这叫肝木克脾土。所以在风季，人的脾胃功能是比较弱的。因此这时您还要配合吃养脾胃、温内脏的"元神粥"来增强脾胃功能。不然，随着肝气的旺盛，脾胃会越来越弱。

阳气升了，脾胃之气也培养起来了，这时，您就要打通连接内在脏腑的经络，使五脏调和、经脉贯通。这只需一根擀面杖就能搞定。每天晚上练习一下"擀脚底培元法"不但能使阳气更好地升发，还能增强脾胃功能，让五脏六腑和睦相处。堆积了一冬脂肪的朋友练习此法还能收到意外惊喜，因为它还能减肥。这三种方法配合下来就是立春时节最好的养生功课了。

立春壮胆最佳处方：

经络方：一只脚站着，另一只脚的中段踩在擀面杖上来回搓动。
食疗方：粳米、花生、小米、大枣、百合、桂圆煮成粥喝。
瑜伽方：每日早起做几分钟"瑜珈树式"。

简简单单瘦下来——"擀脚底培元法"

曾经有位学员要移居国外，临走前问过我这样的问题："老师，有没有既简单又有效，既减肥又保健的调理方法呢？"

由此我联想到我的一个学徒小毕。我经常需要一些药粉来调配药膏，我就安排他去碾药。您可能知道，碾中药的圆磙子中间有一圆木棍，握住它，推动磙子在槽里来回滚动就能把药碾碎。

小毕当时 20 岁，个子不高，却身材肥胖，为此他甚为苦恼。胖胖的身躯，动辄气喘，所以像碾药这种活，他从来都是坐在椅子上用脚踩着去碾。正巧赶上那几个月药粉需求量大，每天都要碾很多。谁曾想几个月下来，胖乎乎的小毕竟然瘦下来两圈，而且精力充沛。这个瘦身方法便由此而来，后来经多人实践，确实疗效显著。

我想，能称得上既简单又有效，既减肥又保健的方法非此法莫属了。于是我把这个方法教给这位学员，让她每天都去练习。两个月后的一天，我接到了这位学员的电话，她很兴奋地说，效果果然不错。她每天坚持练习，两个月下来，竟然减下去 16 斤。而且胃痛的毛病没有了，气色好了，长期积压在心里的烦恼也烟消云散了，谁见了她都说她变了个人。

这个方法怎么来操作呢？**将一根中等长度的擀面杖放在地上，一只脚站着，另一只脚的中段踩在擀面杖上来回搓动，力度以脚底感觉酸胀为度。反复搓踩，直至脚底发热为止。每只脚大概搓踩 5~10 分钟。**

为什么如此简单的方法会有这么神奇的效果呢？您看脚底反射区挂图的时候就会发现，肝胆、脾胃、肠道这一类消化系统的反射区都集中在脚底的中段。当您持续不断地刺激这一区域时，就会有效地调节肠胃功能，促进脂肪代谢，从而起到改善消化、减脂塑身的效果。

中医认为脾主思虑，脾胃功能不好的人心思重，爱顾虑，爱唠叨，不但把自己搞得很累，别人也很烦。但这跟身体状况是有关系的，所以遇到有这种情况的朋友，您就送他一根擀面杖吧。

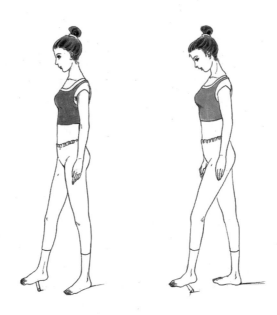

小小擀面杖就能帮您塑造美好身材。

　　这个方法不仅能减肥，它还有很多您意想不到的效果。比如说，您如果想调理脊椎，就重点用足内侧足弓位置着力去搓踩；您如果想防治心脑血管疾病，那就重点用左脚。这样踩着搓上几分钟，您脚底就会有一股热流随着腿部一直向上，直至内脏或某个部位，这就叫"气冲病灶"。

　　大道至简，一种简单的方法，一根普通的擀面杖，却有着神奇的效果，非亲身体验不能信服。每天早晚 10 分钟，相当于一个足底按摩的效果，还能帮您节省一大笔足疗开销。

　　早晨搓完，腿脚有力，一天轻松。晚上搓完，您就能舒舒服服地睡一个香甜觉。您如果正被亚健康困扰，每天都处在疲劳的状态中得不到缓解，您如果脾胃功能不好，或者正为自己的身材所苦恼，那这个方法再适合不过了。生活中充满了养生的智慧，小小一根擀面杖，就能让您走上健康坦途。

胜过名贵补品的"元神养生粥"

立春的养生重头戏是养胃气

学员中有一位吴阿姨非常瘦，瘦到皮包骨头，给人的感觉就像是从苦难日子中走来的人。其实，她儿子是某企业的老总，家里条件殷实，却落得这样一个身板，好像儿子不孝顺她一样，这令她十分苦恼。她儿子偏偏又是实打实的孝子，恨不得买尽所有的补品给她吃，可她的身体就是不见改善。

立春这天，吴阿姨也来上课了。下课以后，她赶忙来找我说："迷罗老师，你说春天在五行属木，对应肝，而肝木克脾土，我本来脾胃就不好，瘦成这样，又赶上相克，这可怎么办啊？"

看她急切的样子，如临大病。我赶忙拉她坐下来，对她讲："春天肝木克脾土，脾胃功能就受到抑制，这个时候，正是我们保养它的大好时机啊。难消化的东西都会给肠胃带来负担，食粥省去胃的一系列加工运动，这就等于给胃脏减压。而且粥中充分的水液又可以补养胃液，所以对于您这样的人，喝粥最合适。"

接着，我教给她一个屡试不爽的"元神养生粥"：**一把粳米，一把花生，补脾润肺；一把小米补虚开胃；一把大枣补脾胃、润心肺；一把百合滋阴清热，理脾健胃；再加上一小把桂圆益脾、养心又补血。这六样煮成粥喝，每日早晨喝一碗，能养足胃气。**

其实，对于现在的人来讲，我们缺的不是营养，而是胃气。脾胃为后天之本，五脏六腑都靠脾胃来养，胃气不足，脾胃就不能很好地"开工"，很多营养物质就吸收不进来，所以您吃再多补药也没用。胃气养足了，胃口自然大开，吃什么都香，营养也能得到充分地吸收。所以立春时节，您的养生重头戏就是养胃气。

活用"元神养生粥"

另外，我让吴阿姨到二月份的时候，在"元神养生粥"的基础上添一把莲子。莲子最养胃气，此时吃可以助胃气提升。

三月开始的时候，再在"元神养生粥"的基础上加一把莲子和一把薏米。因为此时雨水渐多，脾最怕湿，所以养脾胃的同时要注意祛湿。薏米配合"元神养生粥"，健胃又祛湿，效果非常好。才不过 8 种食物，一个春天喝下来，就能让您的元神大振。另外，我让她再结合"搽脚底培元法"，双管齐下，调脾健胃的效果更好。

一晃三个月过去了，等到立夏我再布置功课的时候，吴阿姨抢先坐到了最前排，我几乎都没有认出来。现在的她精神焕发、肌肉饱满、气色红润。一下课，她就拉住我汇报"八把粥"的神奇效果。这两年她吃了不少的高档补品，都没有让自己胖起来，简单的"八把粥"竟然就解决了她的苦恼。

其实，药物有温热寒凉等不同属性，它产生的药效是通过肠胃来消化和吸收，再由脾来输送到所需脏腑。脾胃功能如果非常虚弱，药性不能完全被吸收，就会郁而化火，这便是平时所谓的虚不胜补之象。而粮食大多都是平性的，针对这种情况反倒比补品要来得好。

在我看来，脾胃功能不好，您就是天天吃鲍鱼人参都没用。而脾胃功能好，您吃再平常的东西都能生化成气血，达到进补的效果，所以养胃气才是强身健体的关键。

立春起做"瑜伽树式"，任你逍遥过百春

开春没精神，胆经有问题

俗话讲，一年之计在于春，一天之计在于晨。春天和早晨是阳气升发的关键时刻，而阳气升发的好坏决定着您接下来一年或一天的身体状态。所以这会儿您应该是精神饱满、朝气蓬勃才对。

偏偏我的表弟精神萎靡不振，动作软趴趴的，哈欠连天，一副没睡醒的样子。

一问才知道，一临近春天他就这样，无精打采，干什么都提不起劲。这就是因为胆经受阻，不能升发阳气的缘故。冬主封藏，一到冬天，阳气就像动物冬眠一样沉伏于体内，所以不宜做太多运动。而一到春天，万物苏醒，阳气也要从内升于外，表现在人身上就是有活力。

《黄帝内经》讲"凡十一脏取决于胆"，胆阳就像一部电梯，能带动五脏六腑之阳气上升。如果赶在春天阳气升发之时，胆阳这部"电梯"出了故障，阳气不能顺畅升降，您自然表现出萎靡之状。

"瑜伽树式"，专升胆阳

因此，我跟他讲："现在是你的胆阳升不起来，那你就帮把手去提一提它。胆阳提上来了，你就精神了。怎么提呢？**双脚并拢直立，右脚站稳，左腿弯曲向上抬，膝盖向外展，用左手抓住脚腕向上提，把脚踩在右大腿的根部。**"

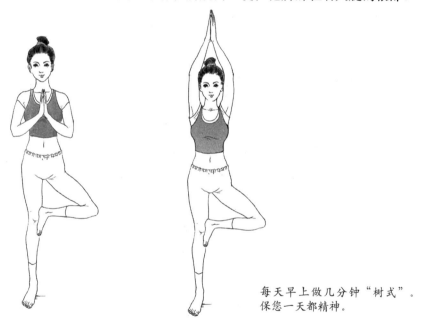

每天早上做几分钟"树式"。
保您一天都精神。

他摇摇晃晃了老一阵，总算把脚抬起来，也能站稳当点儿了。

"双腿保持平稳后，双手合十在胸前，然后慢慢地把手臂举起，向着天

空伸直。"我正在前面做示范,只听见后面"啪"的一声。再回头,他已经仰面朝天地半躺在地上,大呼太难做不来。

好在我有第二手准备,我让他靠到墙上,下面的脚掌踩实,找稳固的感觉,要像古树盘根一样的稳。上肢则充分地伸展,把意识放在手指尖上,取上肢延伸、气血升发之意,能坚持多长时间就保持多长时间。

在做瑜伽的过程中,专注很重要,这就像太极拳里讲到的"以意领气"。在伸展的过程中,您把意识专注在指尖上,找向上延伸的感觉,这就加强了经络提升的意念,所以效果会更好。

不到 1 分钟,他就感觉指尖发热、手心出汗,全身暖暖的,这便是气血升发上来的表现。他照了照镜子说:"脸色都红润了,也不困了,精神头也上来了。"

立春开始后的 15 天内,每日早起做上几分钟"树式",就能通畅经络,促进气血升发,保您一天都精神。而且随着阳气的升发,人会越来越积极、活跃,所以这一招很适合消极、内向、沉闷的人练习。

别看这个姿势简单,效果可不简单。这个体式能打通下肢的 6 条经络,增强肝、脾、肾等脏器的功能,能很好地延缓衰老。同时,这个动作能伸展到上肢的多条经络,尤其是被称为"肩脉"的小肠经,所以它还可以改善颈肩的各种不适,对肩周炎和颈椎病都有很好的疗效。

迷罗将这个体式献给所有深受工作压力折磨的都市白领们。老人家如果身体条件允许,也不妨试一试。

雨水如期而至，润肺细而无声

"润物细无声"，雨水标志着一年降雨的开始。有了春雨的滋润，春天的脚步快了。借着大地向上升腾的阳气，花草树木也都渐渐抽出新芽，一派欣欣向荣的春生之象将展现在我们面前。

在这美丽的春天之始，您可别光顾着欣赏美景而忽视了身体的保养。要知道，这时已到风季的第三个节气，风邪逐渐加重，这时的"倒春寒"是最要命的。俗话说"春寒冻死牛"。初春天气变化无常，而人体的毛孔也随着阳气的升发而尽数打开，所以您稍不注意就会感染上风寒。

在这个时候，您要重点锻炼肺经。肺主皮毛，肺经功能好，皮毛抵御风寒的能力就强。"莲花凌波式"能专门锻炼到肺经，增强体表之气。体表之气强了，您就如同穿了一件防风御寒的"铁布衣"。任你寒风凛冽，我自安然无恙，岂不快哉？

这个节气，您还要适当服食一些补品以帮助阳气更好地升发。"双齐花茶"能滋养内脏之气、助肝阳升发。

随着毛孔的打开、肝阳的升发，体内堆积了一冬的毒素也跟着向外发散，此时，外边又有风邪无孔不入，所以这时您既要把毒排出来，又不能伤阳气，一招"朱砂掌"就成了不二之选。

雨水润肺最佳处方：

经络方：在身体特定部位有节奏地拍打，拍出痧后喝一杯温开水。

食疗方：枸杞、黄芪和菊花泡茶喝。

瑜伽方：每天练习"莲花凌波式"。

排毒通经络的最佳方法——"朱砂掌"

我小时候因体弱多病，被父母送去学武以强健体魄。师傅是远近闻名的医武大家，乡亲们有个头疼脑热的都会来求治。

这天，有一个乡亲来看病，师傅就让一个师兄先去诊问病情。师兄诊完回来禀报，师傅听完后对他说："这是邪热壅肺，肺经不宜导致的久咳不止。你去治吧。"

师兄为难地说："我哪会治呀？"师傅便把师兄叫到跟前如此这般地交代了几句，他就欣喜地去了。我觉得好奇就跑去看，想看看师傅教了师兄什么秘招。只见师兄煞有介事地运气、提气了一番后，照着病人的胳膊就是一顿拍打。

说也奇怪，才十几掌，那病人的胳膊上就显出很多紫黑色的痧点、斑块。师兄又是一顿"噼里啪啦"。10分钟下来，病人的手臂上被拍出厚厚的一层大黑包块，看得我们是惊诧不已。更神的是，随着黑包颜色的加深，病人的咳嗽渐渐地停了下来，休息了一会儿，竟然止住了。

我追着师兄讨问半天，师兄只笑不语。那时我年龄还小，就跑到师傅那儿发怨气："师傅偏心眼，这么高深的掌法只教师兄不教我。"

师傅哈哈大笑说："哪里是什么高深掌法呀，是你师兄故弄玄虚罢了，你想学我就教给你。"

"当时那个病人因为邪热淤堵在肺经里，影响了肺气的宣降，所以咳嗽不止。我教你师兄去给病人拍打手臂上的肺经，把邪热之气通过肺经泄出去，咳嗽自然就好了。这是一种中医疗法，叫拍痧。"

在身体的特定部位有节奏地拍打，用力拍到出痧为止，这样能祛除淤在经络里的毒素。轻轻拍打到发红也可以通经络、促进气血的运行。拍出痧后马上喝一杯温水以加速排毒，当天不要洗澡。这样拍上七天，痧点基本上就消退了。连续拍上几次，痧点就很少出现甚至不出现了，这就说明您体内的毒素清理得差不多了。

这么多年来，师傅教给我的"拍痧法"一直是我屡试不爽的秘密武器，凡是因为风、火、湿、热郁结经络导致的问题，像风湿性关节炎、咽喉炎、陈旧性损伤、粉刺、痤疮、肥胖、便秘等等，用"拍痧法"来治都能收到很好的疗效。因为拍完以后，皮肤上会出现一些像朱砂一样的痧点，所以我给它取了个很形象的名字——"朱砂掌"。

雨水"发陈"日，排毒正当时

雨水时节，阳气升发正当时，气候由寒变暖，积累了一个冬天的火热之气开始散发出来。所以很多人会出现咽喉肿痛、痰黄气喘、咳嗽咳血、心烦心热、口腔溃疡、失眠多梦等问题，这大都属于心肺火毒壅盛的表现。

肘窝是一个经络密集的部位，分别有肺经、心包经和心经这三条经络通过，所以这个部位可以排出心肺的火气和毒素。用"朱砂掌"在肘窝连续拍打 5~10 分钟，便会出现青、红、紫、黑等不同颜色的毒素反应物，颜色越深代表问题越严重。

借大自然"发陈"之时，人体新陈代谢旺盛之机来排清毒素，效果更明显。每周拍一次，能排除淤积在心肺的毒素，实现经络的通畅，而且烦恼的情绪也跟着一股脑儿放出去了。

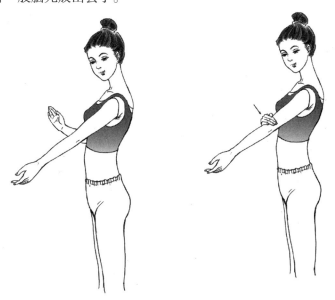

毒素"赖"着不走，您就拍拍肘窝。

身体上的经络就如同下水管道，管道被堵了，废物垃圾排不出去，脏水污物堵在那儿就会污染环境，滋生细菌。所以《黄帝内经》上强调说："经脉者，所以能决生死，除百病，调虚实，不可不通。"

但人吃五谷杂粮，哪能不生病？不规律的睡眠、不合理的饮食、不好的情绪等等都会导致经络的堵塞，所以掌握一手通经络的绝活非常有必要。一招"朱砂掌"简单易学，人人都能掌握，称得上排毒通经络的第一大法。每周只需10分钟，就可以帮您打通经络、排除毒素，为自己与家人的健康扫清障碍，实现无毒一身轻。

小看枸杞，当心变老

为什么有的人老了依然健步如飞

我爷爷奶奶是人人羡慕的老寿星，八九十岁了还腿脚灵活，什么都能干。凡是熟人，不论远近，都希望能沾点老人的福气，取取长寿经。爷爷便把长寿之道编了一句口诀："每觉都睡好，饭吃八分饱，闲事不操劳，添点长寿药。"前面三句就不用讲了，可后面的长寿药是什么呢？

每讲到这，爷爷就会很神秘地掏出一把小红果，原来这长寿药就是枸杞，爷爷管它叫"红溜溜"。我们家有一个镇家之宝———株老枸杞树。每年一到夏秋之季，树上就挂满了鲜嫩欲滴的果子。

果子红透了后，我每天都给爷爷摘二三十个，洗净了放在碟子里。爷爷一边和着收音机里放的京剧打着拍子，一边拈起一两个枸杞放在口中，那情景好不悠闲。

据《本草纲目》里记载，枸杞可以补肾生精、养肝明目、消除疲劳、改善气色，还能美白肌肤。近些年来，很多研究结果表明，除改善老化症状外，枸杞还可减少头发脱落，使面色红润，提高皮肤吸收氧分的能力。可见，它也是女士们必备的"美容圣果"。

枸杞入肝经能补血，入肾经能滋阴，是平补阴阳的好东西。要说这补品里面，人参补起来太猛，鹿茸补起来太峻，虫草倒也平补，可又太贵，哪里比得上这个小红溜溜贴心？

如果说家里要常备一些中草药，那枸杞当是首选；如果说哪种补品一年四季都能吃，我也会向你第一个推荐枸杞。泡茶泡酒放一点，做粥做汤放一点，炖鸡炖肉放一点，甚至蒸馒头做蛋糕都可以放一点……怎么吃都行。还有什么比这更简单、更实用的？

听到这，有朋友说："可一次要吃多少呢？"

这个量就在"一点"上。30岁以下的人，您多少岁就吃多少粒。年龄大的人，每次吃三四十粒也就可以了。但年轻人火力壮，吃补的东西都容易上火。

记得有一次我多吃了一小把，结果流鼻血了。爷爷教给我一个秘诀后，我再也没碰到这样的问题。秘诀就是用水煮，这样可以让枸杞的药性有沉降之力，能乖乖地补到肝肾里去，不会乱跑，既补得踏实，又不会上火。

枸杞又叫"养生百搭果"

为了加强这位"保护神"的神力，您还可以根据每个季节的气候特点，给它搭配不同的配角。从立春到谷雨，用枸杞配黄芪可以助阳气生发，配决明子可以养肝降压；从立夏到大暑，用枸杞配菊花可以滋阴明目，配绿茶可以清肝降火；另外，用枸杞配百合可以滋阴补肺，配雪梨可以补水润燥，最适合立秋到霜降这段燥气正盛的时间；而从立冬到大寒，用枸杞配羊肉则可以滋补肾阳，配蘑菇可以滋补肾阴。一年到头我们都离不了它，枸杞可以称得上"养生百搭果"。

从什么时候开始吃最好呢？那就是现在了。刚进入春天，人的能量正在向上爬升，一把枸杞搭配一些黄芪和几朵菊花，用开水泡成茶，这就是春天最好的养生饮料——"双齐花茶"。它不仅能补养气血，还能补充能量。

以我的经验来看，在阳气升发的开始——雨水时节，喝一喝"双齐花茶"，借老天之力来打通心中瘀结，能起到舒畅肝气的效果，让您在接下来的一年中都有一个好心情。

"莲花凌波"，大补心肺

雨水时节，切忌美丽"冻"人

雨水是风季的第三个节气，在这个时候，天气还是比较寒冷的，存在着明显的"倒春寒"。所以古人教导我们要春捂秋冻，此时切不可美丽"冻"人。年轻人要注意，阳气不足的老人家就更要注意了。

记得也是个雨水的早晨，我刚要出门，正碰见隔壁的刘阿姨和李大妈把我妈"护送"回来了。原来昨天晨练的时候，我妈见天气不错，就穿了件薄点的衣服，不曾想刚练出点汗，被风一吹就感冒了。早晨起来浑身酸痛不说，鼻涕还止不住地流。我赶忙去厨房冲了一杯姜汤茶给她。

喝下去后，她顿时出了一身汗，马上感觉轻松了许多。这才舒了口气说："你说这人老了，不中用了，出去一会儿就犯病。"

我赶忙安慰她说："妈，这刚到春天，天气还凉着呢，春天的风是最要命的。别说您，就是我们年轻人，也怕禁不住，所以这段时间您要再出去还是穿厚点保险。而且这正月上，气血旺于肺经。肺主皮毛，肺经的气血足了，皮肤就有抵抗能力，不容易感染风寒了。所以雨水这段时间您要抓紧锻炼一下肺经，稳固体表护卫之力，这样您就不会感染风寒了。"

妈妈一听就来了精神："那太好了，快点教我吧。一起晨练的那帮老大姐们都跟我的情况差不多，有的这早晨都不敢出去锻炼。年龄大了就怕受风受寒，这回有救了。"

比感冒灵还好使的药名叫"莲花凌波"

我坐在毯子上，把双腿一盘，结成莲花座。双手在两侧撑住地面，一用力就腾起来，然后身体像秋千一样前后晃动。这一下可把妈吓了一跳，她说："这个我哪练得了啊，我们这把老骨头，这么撑还不撑散架？"

嗬！也是，老人家毕竟体力不如年轻人，但没关系，可以变通嘛！我教她双腿自然交叉盘在一起，双手撑在身体两侧，稍微用力抬起来一点就可以。

脚呢，就放在地上。如果感觉轻松，您可以再前后轻微摇摆，时间依据您的体力而定。

刚开始，您能坚持几秒钟就算不错了。不过，做这个体式不可过于用力和追求臀部离地的高度，关键在于手臂的支撑作用。只要手臂在用力，经络就会得到锻炼。

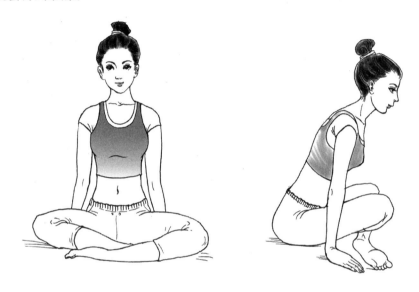

双腿交叉盘在一起，双手撑在两侧，风寒就靠近不了您了。

不过，我妈毕竟有长期的晨练基础，用这种变通的方法，竟然摇了20秒钟才把身体放下来。她立马又感觉周身出了些汗，身体的酸痛与不适已经去了一大半儿，舒服得不得了。

我嘱咐她在每天的晨练中加入这个动作，能打通手臂内外的6条经络，关键是它还能激发肺经气血。肺气充足了，皮表自然就像坚固的城墙一样起到抵御外邪的作用。

另外，这个动作还能刺激到心包经。心包经相当于心脏的"保安"，它有力了，心脏就能得到更好的保护。这个体式能增强心肺两个系统的功能，所以它适合体质弱、易感冒，手脚冰凉，容易心慌、气短的人练习。

学会了这个体式，妈妈像得了宝贝一样，要马上回去教给一起晨练的同伴们，那神态好像孩子买了新玩具一样。后来听妈妈说，有了这个方法，同伴阿姨们都很少再感冒。

更奇妙的是，现在的妈妈一改以往爱犯愁的毛病，心情更加阳光开朗了，人送外号"莫愁阿姨"。我说这是肺经被打通的缘故，肺主忧愁，肺气越虚，人就越容易忧虑，一点小事都觉得为难。肺气通了，所有的忧愁烦恼也就烟消云散了。

随着年龄的增长，阳气不足的人体质会逐渐下降，心情也会变得沉闷，我们的父母不都是如此吗？与其担心他们出门会感受风寒，不如把这个"莲花凌波"式送给他们。每天几分钟，激活心肺经，相当于一件防风御寒的"铠甲"披在身。这样，既能把我们的孝心落到实处，又能让父母出门晨练更安心。

惊蛰排毒正当时，虚邪贼风齐消遁

传说很久很久以前，雷电在秋天的时候藏入泥土中。进入春耕时节，农民伯伯一锄地，雷电就会破土而出。于是，一声惊雷叫醒了整个大地，惊醒了所有冬眠的动物，所以这个时期叫做"惊蛰"。

按照民俗，这时人们会摆上供品，焚香烧纸钱，祭祀雷公，祈求人畜平安、风调雨顺。我们都知道天上是没有什么神仙的，然而，在我们的体内却住着一位"神仙"，那就是大肠经。

惊蛰是风季的最后一个节气，此时的风邪最为猖狂，它会带动各种病菌到处肆虐。稍不注意，病菌就会侵犯人体。所以这时正是流行病的多发期，像流行性感冒、流行性出血热、流行性脑膜炎以及皮肤病等等。

大肠经性阳明，是一个法力高强的保护神，既多气又多血。所以您多去"拜一拜"体内的这个"保护神"，让它施展法力把淤积了一冬的积热毒素排出体外。肠道干干净净的，不但能为气血的升发提供一个好的环境，使它周行全身，还能阻止邪风和病菌溜进来。

怎么"拜"呢？按照我提供给您的功课去做就好了。这三种方法专门针对大肠经，经常练习能泄内毒、护外表，而且泄中有补，补泻平衡。

惊蛰排毒最佳处方：

经络方：从食指尖外侧一直敲到肩膀。先左手，后右手。

食疗方：白芝麻、核桃仁及柏子仁打成粉，和大米煮成粥，加蜂蜜。

瑜伽方：每天练习"摩天式""风吹树式"，抱膝蹲坐，拍打肚脐。

不花 1 分钱就能解决您的便秘之苦

身体通了，健康才会顺风顺水

姨妈近一年来，身体总是不太舒服，头晕脑胀、神经衰弱不说，还便秘、浑身没劲。去医院做过各项检查，却没有查出什么问题来。后来有一老人家提醒说是不是新住进去的房子风水不好。

姨妈一想，可不是嘛，她身体就是搬过来后才不舒服的。于是请来好几个风水先生看了，也调整过，但姨妈的身体还是没有任何起色。

这天我去看望她。姨妈见我来了就冲我大倒苦水。

我给姨妈望闻问切一番后，就找到了问题所在："嗯，是风水有问题，但不是外面的风水，而是里面的风水。"

姨妈一脸的不懂。我呵呵一笑，指着她的肚子说："就是您身体里边呀。"

姨妈听得好笑："这身体怎么和风水也扯上关系了？"我说："所谓风水，风是运，水是财。风要流通，水要流动才会带来好的运势和财势。这人体也讲究一个'通'字，气血要流动，经络要畅通，身体里才会有好的风水环境，那健康方面自然顺风顺水。您现在的问题就出在不通上，不通则痛，则百病丛生，这个病根呀，就在肠道里面。"

一番话说得姨妈恍然大悟。"还真是呀，要说起便秘来，这毛病可是老顽固了。之前吃过一些泻药，后来不吃就不行了。可这跟我的其它毛病有什么关系呀？"

"关系可大了，肠道总是不通，宿便和废物就会过多地淤积在这里，它们在密闭的环境中被反复发酵产生出浊气，而这些浊气就成了病根。如果说身体是个大房子，五脏六腑就是一间间房。现在有一间房里堆满了垃圾，臭气熏天，我们在哪个屋子都会感到不舒服，还谈什么风水呢？这些泻药呀，治标不治本，慢慢地，肠道习惯了药物的刺激就会越来越懒，你不去刺激它，它就不动了。像您吃了这么长时间的药，您的大肠已经变懒啦，再这样继续下去，人体就会进入恶性循环，以后药物都靠不住了。我教您一个好办法，不用吃药，就能让您的肠子变成热爱工作的'员工'。"

敲大肠经治便秘，见效就是快

《黄帝内经》给大肠封了一个官职，叫"传道之官"，相当于一部传送垃圾的机器，负责把消化后剩下的废物运出体外。像姨妈这种情况，说明她这部"机器"的电能不够用了。那就要找出连接它的"电路"来疏通一下——这根"电线"在手上，经常敲一敲，能量就足了。

从食指尖外侧沿着手臂外侧一直敲，敲到肩膀的位置就好。先从左边开始敲，敲上 5 分钟，再在右边敲上 5 分钟。敲的过程中逐渐增加一点力度，敲密一点，更能刺激大肠蠕动。

来回敲了几次，姨妈就说肚子里"咕噜噜"地响，她不相信地说："不会这么快吧？"话还没说完就奔厕所去了。

现在姨妈每天都会敲打大肠经，这身体好了，精神劲儿也足了。以前总感觉肠子里堆积了太多的毒，担心会引发个什么大病，成天疑神疑鬼的。现在肠子通了，肚子里清清爽爽的，压在心里的那块石头总算扔掉了，心情别提多好了。

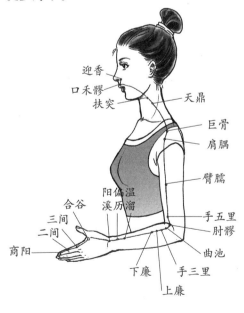

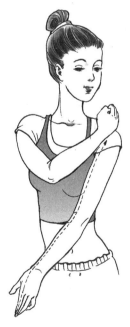

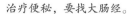
治疗便秘，要找大肠经。

以后肠子再偷懒，您就给它"过过电"，准保它会好好工作。其实，大肠经又何止这点效果呢！像美眉们脸上令人烦恼的痘痘、身上的湿疹都可以通过按摩它来祛除，另外它还可以减肥瘦身。而且，这部"机器"操作起来很简单，也不会占用您太多的时间，1分钱不花就可以把它"领回家"，您心动了吗？

有了"柏仁通便粥"，何须天天吃泻药

若是食指指节冒青筋，您该清理肠道了

有一次我去电视台录制一个节目。节目刚结束，主持人就跑过来说不舒服，但又不好意思讲。其实，在录制节目的过程中，我闻到她的口气有点重，又见她身材不胖，小腹却有点微凸，脸色还黯淡，我就已经猜到她是什么问题了。

我含蓄地问她是不是排泄有问题。她一听，马上睁大了眼睛说："我还没讲，你怎么知道？真神！"

我故作神秘地说："这算什么，我还知道你的食指指节上有很多青色的小细血管。"

她举起手来一看，很惊讶地说："真的呀，以前不记得手上还有这个啊，怎么现在有这么多的血管。我是不是得什么病了？"

看她紧张的样子，我呵呵一笑说："食指走的是大肠经，而食指指节上出现青筋，说明肠道中淤积有宿便，所以你要注意清理肠道了。"

这一番话打开了她的话匣子："可不是嘛，这个问题已经困扰我一年多了。做我们这个行业，饮食特没规律，而且为了保持身材，吃了很多减肥药，结果现在内分泌乱得一塌糊涂。严重的时候，一星期都不上一趟厕所。那怎么办呢？"

这可不是现在的都市女白领的普遍情况吗？一般减肥药要么含有激素，

要么就是泻药。当时吃了，肠子受到刺激就会加速运动，很快会见到一些效果。但慢慢地，肠道的惰性增加了，不刺激，肠子就懒得动了，宿便越积越多，便秘就越来越严重。

肠道是一个密闭的空间，这些废物渣子淤在体内反复发酵会产生各种废气和毒素，蔓延到身体各处就会出现口臭、体质下降、肥胖、血压高、血脂高、长斑长痘、痤疮等症状，所以说宿便是百病之源。

"柏仁通便粥"的做法

看她惊慌的样子，我就教给她"柏仁通便粥"的做法：**白芝麻25克、核桃仁25克、柏子仁10克，用榨汁机打成粉，跟100克大米一起煮成粥。煮熟后，加入适量蜂蜜。这个粥又好喝又治便秘，还可以改善便秘带来的失眠、烦躁情绪。连喝三天，效果如果不明显，再加10克郁李仁。但调理正常后，每周喝一两次就可以。这个方法，谁都适用。**

没过多长时间，那位主持人打来电话说，现在她的排泄已经很正常了，而且很多相关的症状也消失了。不但口气清新了，气色好了，小肚子也下去了，整个人由内而外地散发出光彩来。以前她工作压力大，加上排泄不好，搞得内分泌十分混乱，严重影响到了工作和生活。整天烦躁焦虑，跟同事经常有摩擦，弄得自己也很懊恼。现在，同事们都说她大变样了，不仅变漂亮了，而且变阳光了。

您看，情绪是不会骗人的，您如果发现自己最近总是无名发火，遇点小事就起急、争吵或者焦虑，就要检查身体是否出故障了。这故障往往都出在肠道上，熬一碗"柏仁粥"来关心一下自己吧。肠道通了，洁净了，那个开心又充满活力的你马上就回来了。

无事勤练瑜伽，强过泻药百倍

这天下课，学员佳佳找到我，很不好意思地说："迷罗老师，这治便秘有什么好的办法吗？我吃了很多通便茶都不管用，这都一个礼拜没去厕所了，好难受呀！这便秘不是病，秘了可真要命。"

我说："可别不把便秘当个病，这严重起来也不是个小毛病呢。要想治疗这个毛病，首先要分清你是哪种情况才能辨证论治。"

便秘的四种症状

便秘一般有四种情况：

一是热秘：吃辛辣油腻的食物太多导致的肠道燥热。这种情况容易口干口臭，爱喝冷饮；

二是气秘：过度的忧愁思虑导致的气机淤滞，这种情况往往有便意却排不出，伴随胸肋闷胀、疼痛；

三是虚秘：病后、产后或年老导致的气血两虚。有便意却排便困难，用力排就心慌气短还出汗，排完以后感觉很疲乏。

最后一种叫冷秘：太阳照不到的地方，自然就阴凉。久病耗伤肾阳，阳气不能温养全身就会导致冷秘。症状是排便困难，便后小腹常会隐隐作痛，腰腹发凉，平时怕凉的，喜热的。

佳佳琢磨了一会儿说："看来我属于热秘，我平时就特爱吃辣的，什么麻辣香锅、水煮鱼，见到就想吃，而且还特爱喝冷饮。"

"既然知道自己是哪种情况就好办多了，你的问题主要是吃辛辣太多导致的肠道燥热，所以你平时要尽量管住嘴巴，少吃辛辣的东西，多吃绿色蔬菜，多喝水。"

"好，我知道了。那关于治便秘，瑜伽方面有什么好的办法吗？"

治各种便秘都有效的"经络结肠瑜伽"

"当然有，我这里有一套'经络结肠瑜伽'，动作简单，男女老少都练得来。而且治疗各种类型的便秘都有效果。每天早晨起来喝一杯温水，敲完大肠经就可以开始练习。来，跟我一起做。"

我教她双腿并拢直立，双手交叉，转动手腕，手心向上把手臂伸直过头顶，呼吸 5 次，这叫"摩天式"。

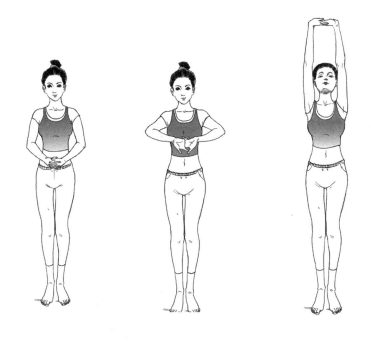

"瑜伽摩天式"保护肠胃有一套。

接下来，在"摩天式"的基础上把脚跟抬起来。呼气时，上身从腰部慢慢向右侧弯曲，保持几秒钟，吸气时收回来。再呼气时，上身慢慢向左侧弯曲，同样保持几个呼吸，吸气时收回来。这样反复地练习，像被风吹动的树一样左右摇摆，所以被称为"风吹树式"，要点在于脚跟要尽量抬起来。

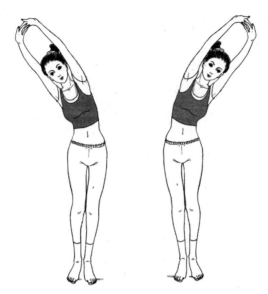

经常像风吹动树一样摇摆，能让你摆脱便秘的痛苦。

她练到这儿的时候就感觉肠子在动了，能听到"咕咕"叫的声音。

我说："很好，你的肠子被叫醒了，那再给它加把劲，让它充分地动起来。**接下来，蹲下去，双脚站稳，双手抱紧小腿。时常蹲一蹲也能很好地按摩到肠道，促进它蠕动。**"

然后，我让她躺下去，**把双腿抬起来，做上下屈伸的动作，**这样能加强大肠的蠕动。

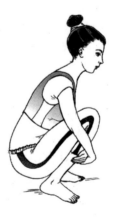

经常蹲一蹲，对治疗便秘
也有好处。

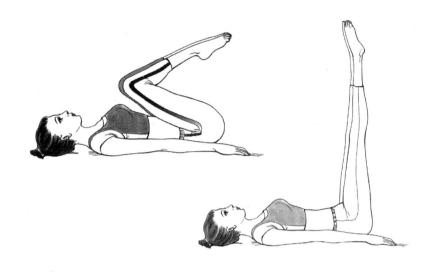

躺在床上屈伸双腿就能通畅大肠。

如果腿部疲劳了，您可以把腿平放在地面上。然后平躺着，用双手手掌拍打肚脐两侧，力度逐渐加强。拍上100次就能把肠道里里外外给激发个遍，能促进排便。

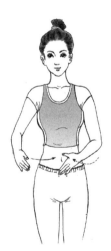

双手轻轻拍打肚脐两侧100次，再顽固的便秘也消失了。

　　市面上各种通便产品着实不少，可真正有效又没有副作用的能有多少呢？普遍的泻药在一次次地消耗着肠道的能量，使它精疲力尽，越来越懒得去工作。很多人吃多了泻药就不爱动了，对什么都提不起兴趣，就是气血被逐步消耗的表现。

　　解决便秘之苦还在于加强肠道自身的动力，通过自主的运动来增强肠道的排泄功能，这才符合养生之道。这套排毒瑜伽适合所有人。有则治之，无则预防。

　　肠道工作勤快了，能很好地排毒了，身体就清爽了。而身心本为一体，身体舒服，心情自然转晴了。所以要想让自己更阳光、更积极，就先让自己的肠子"动"起来吧。

春分一夜阳气升, 暖季温阳徐徐来(暖季)

时到春分昼夜忙, 调和阴阳第一桩

降压减脂, 莫过清明

谷雨时节去享"瘦", 一年到头不忌口

立夏快养脾, 睡好"子午觉"

时到春分昼夜忙，调和阴阳第一桩

春分是春季90天的中分点，所以称为"春分"。从春分起，我们告别风季进入暖季。这是个比较理想的季节，春暖花开，阳光和煦，万物都欣欣向荣，踏青的大好时机来了。

暖季这四个节气的温度是逐渐上升的，随着时间的推进，您会感觉天气越来越热。但春分属于暖季的第一个节气，气温还不稳定，正是寒暖交替，冷一阵、暖一阵的时候。这时，人体内的阴阳也因为天气的变化而上下浮动。体质虚弱又欠缺保养的朋友很容易出现阴阳失衡的情况，所以在这个交接点上，您要做好调衡阴阳的功课。

对于中医来讲，人体健康的基础无外乎一个阴阳平衡。阴平阳秘，人就会气血通顺、脏腑调和，情绪也顺畅。如果阴阳失去了平衡，健康就会出现偏差。轻一些的是亚健康，发展到一定程度就成疾病了，所以调节阴阳平衡是养生的关键。

在饮食方面，您不要吃太过温热和寒凉的食物，要注意膳食的平衡，比如在烹调鱼、虾、蟹这一类寒性食物时就要加入葱、姜、蒜等温性的佐料。而吃火锅或者麻辣烫等热性食物时，就要配合银耳汤、菊花茶、绿茶等来清热。

春分调和阴阳最佳处方：

经络方：从左手到右手逐个按揉手指九遍或九的倍数，然后捋六遍。
食疗方：桂圆肉、莲子、大枣、枸杞、粳米混合熬粥，加少许白糖。
瑜伽方：早晚各做一次"一飞冲天式""金鸡展翅式""抱膝直立"。

激发您的自愈潜能就是这样简单——"五行指头功"

动物为什么自愈能力强，因为它的手脚得到了充分的刺激

我在中医科室实习时，一个同事突然因血压升高而昏厥。针灸科的老师急忙用三棱针刺破她的手指头，挤出了一些发黑的血液。不一会儿，这同事就醒过来了，我百思不得其解。

后来老师说，指头尖是十二经的根源所在。手指、脚趾上的穴位被称作井穴，是经脉气血所出之处，相当于经脉的源头。经络之气从这里起源后灌输到五脏六腑，所以这些井穴能治疗脏腑失调与气血紊乱，是保健和急救的要穴。

后来随着学习的深入，我了解了手指上的井穴不但是精气的发源地，更是阴阳经交接的地方。动物们每天都用四肢爬行，手指和脚趾上的井穴能得到充分地按摩，所以动物的自愈能力都很强。

现代人的手指动得越来越少，所以我说，养生要从手指开始。它部位虽小，却意义重大。经常刺激它，就可以牵一发而动全身，以最小的力来收获最大的健康。

前一段时间，小区组织健康讲座，居委会请我去宣传一下养生知识，我给大家定的讲座题目叫"动动手指头就能保健长寿"。

首先我带领大家伙自我诊断了一下身体。我让大家把手掌都亮出来，然

后看一下手掌上有没有青筋，也就是一条条的小细血管。一个健康的人，他手掌上的青筋是隐于内的。身体不好了，血液里的毒素沉积过多，青筋才会浮现在手上。

每根手指上的青筋都能测病

大家一听，立马把手抬起来相互讨论。我继续说："每个手指上的青筋都代表着不同的问题——大拇指走的是肺经，拇指上出现青筋代表呼吸系统有问题，您就容易出现咳嗽、气喘、有痰等症状；食指走的是大肠经，如果上面有青筋则反映排泄有问题，您可能容易腹泻或便秘；中指走的是心包经，它上面有青筋突出就说明您可能有心慌、胸闷、气短或脑供血不足等问题；无名指对应的是三焦经，它上面青筋突出反映的是肝胆问题，所以您可能会出现内分泌紊乱或肝火太旺等情况；小指走的是心经和小肠经，反映肾的问题，有青筋则表示您可能有肾虚尿频、腿肿、四肢无力等问题。"

大家一对照，竟然说得八九不离十，都问这该怎么调。我说这问题既然能通过手指反映出来，也就能通过手指调。我就教了大家一个"五行指头功"，揉揉手指头就能打通五脏的经络。

方法很简单，**以一只手的拇指和食指依次捏揉另一只手的手指。从大拇指开始逐个按揉，着力部位在指甲两旁。顺序是先左手，后右手。诀窍是每个手指揉九遍或九的倍数。揉完后，将手指六遍。**

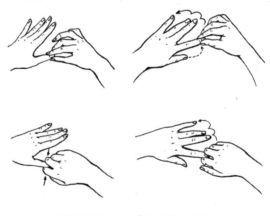

健康的秘诀——"五行指头功"。

九为纯阳之数，六为纯阴之数，六九相合，则阴阳平衡。每个手指如法炮制，每天早晚各做一遍，这就是春分时节养生的重点功课。

后来，我碰到居委会主任刘阿姨的时候，她说这个指头功太好了，让大爷大妈们头疼的便秘、气喘、肾虚等症状都差不多消失了。现在，茶余饭后大家的手指头都不闲着，比下棋、扭秧歌还着迷呢。

您看，养生并不需要什么大动作，只要掌握了方法，简单的动动指头都会有很好的效果。这套出自《周易》的方法虽然简单，效果却不俗，适合各个年龄段的人，而且随时随地都可以操作。

虽然只动动指尖，每次做完后我都感觉浑身舒畅、疲劳顿消。随着经络的通畅，内心沉积的压力也会被释放出去。所以这个方法很适合人们在工作的间隙练一练，能很好地缓解精神压力，使自己具备更好的抗压性。

 # "黄脸婆"的美容秘方

懒得理人跟脾虚有关

中医诊病有一绝活，叫气色诊断。不用搭脉，不用仪器检查，一看你气色便知大致的健康情况，这属于中医四诊"望闻问切"里头的望诊。这么多年来，我养成了一个习惯，一到人多的地方，我就爱观察每个人的面部气色以积累经验。

这不，一天在商场购物时，我看中了一款钱夹，去询问价钱。售货员爱搭不理的，回答得有气无力。我抬头一看，只见眼前这个人瘦巴巴的，没有一点精神，脸色也像一块洗旧了的布一样，暗黄没有光泽。

学中医就是好，能理解人。这个人懒得搭理你，有时未必是成心的，可能跟身体有关。像她这种气色一看就是脾虚、气亏。我探寻似的问了一句："看您气色不大好，不舒服吧？"

她说："是呀，特累，干什么都没劲儿，去检查也没查出什么毛病来。"

我看她有回应，就接着说："您这种气色反映您脾虚了。中医讲思虑伤脾，您最近是不是想的事太多了。"

她马上抬起了头说："你是中医？"

我笑着说："略懂一点。"

这一下，她的话匣子就打开了："可不就是思虑太重嘛，每天操不完的心。我不但要操持家务，还要工作，家里面的老人都有病，孩子又正上学，老公工作也忙，里里外外都是我一人忙活，又累身又累心。"

唤醒美肌，拒当"黄脸婆"

鉴于这种情况，我建议她服用"圆心粥"。**25克桂圆肉、25克莲子、大枣10个、一小把枸杞、100克粳米、混合在一起熬成粥，然后加少许白糖调味，能养心补血、安神填虚。 您也可以拿桂圆和枸杞泡水喝，喝到最后把这两样吃掉。**

两个月后，我再去这家商场购物时，她见了我格外亲切。说现在好多了，吃得多了，睡得香了，脸色也红润了，干活也有力气了。

心主神，脾主思，过度操劳、思虑就会耗伤心脾两脏，从而出现脸色黯黄、身体瘦弱、健忘失眠、没精神没力气等症状。

桂圆是个好东西，李时珍对它评价很高，说水果里以荔枝为贵，但要说起补益来，还是桂圆最好。因为荔枝性热，而桂圆性平，有滋润五脏的作用。像久病体虚、更年期、产后虚弱、年老体衰、心悸健忘、失眠等情况都可以用桂圆来滋补。经常用桂圆煮粥喝，可以延年益寿，人老了都能像少年一样强壮。

在春分交接的这几天里，气候变化过于明显，体质虚弱的人容易生病。适当喝一喝"圆心粥"，能大补心脾。心脾好了，吃睡自然香，气色和身体也就渐渐地改善了。如果顺利度过寒暖交替的这段波动期，家人的健康就有了保障。

女人本来心思就重，要考虑这要考虑那，这思虑一重就容易伤及脾胃。脾胃虚了，脸就成了暗黄色。所以女人应该多爱惜自己一点，每天一碗"圆心粥"就是对自己最好的关怀，让您远离"黄脸婆"。

年轻态的秘诀——"平衡三招式"

　　有一招"金鸡独立"检测早衰的方法，相信您很熟悉了。单脚踩地，另一只腿抬起，双手自然平放于两侧，闭上眼睛。您如果能保持 15 秒钟以上，那就是比较好的状态，否则就有早衰的倾向。

　　有一次在课上，我教给大家这一招，发现半数以上的人都坚持不了 15 秒钟。几个学员左摇右晃，才到七八秒，腿就掉下来了。腿一下来，大家就乐了，乐过之后，大家又开始担忧："想不到自己的平衡力这么差。""这是不是说明我提前衰老了，这可怎么办？"

　　在练习"金鸡独立"的过程中，做得很好代表您身体的各个系统处于相对平衡的状态，神经灵敏、经络通畅；如果不好，就表示您身体的各系统已经失去了平衡，在面对一些重大疾病时，您会表现得比较脆弱。

　　于是，我教给大家调平衡、防衰老的"平衡三招式"。这三个招式几乎没有难度，男女老幼都适合。经常练习可以打通经络、调节脏腑功能，使您恢复到平衡的状态，还能让您远离早衰，长久保持年轻活力。

　　我让大家在直立的状态下把双手向上打开合十。右脚站稳，左腿向后轻微伸展，臀部和背部收紧，呼吸 5 次。这招"一飞冲天式"可以锻炼到手臂内侧的 3 条经络和背部的督脉，起到保养脊椎的效果。

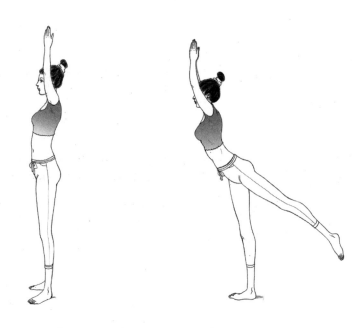

"一飞冲天式"是保养脊椎的"好帮手"。

第二个招式是**把双手打开平展在身体两侧，后面的左腿向前轻微伸展，脚尖向回勾，呼吸 5 次，这叫"金鸡展翅"**式。不但可以锻炼到手臂外侧的3 条经络，还能拉伸到腿后侧的膀胱经，缓解下肢的疲劳、消除腿部的水肿。

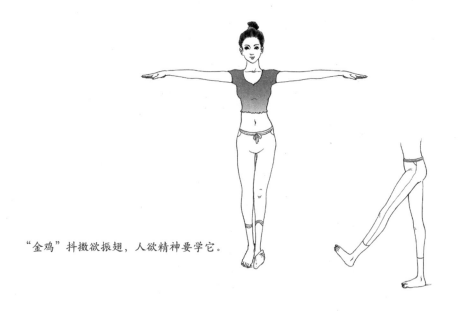

"金鸡"抖擞欲振翅，人欲精神要学它。

　　第三个招式是**在第二个招式的基础上，左腿弯曲向上抬，双手抱住膝盖，呼吸5次，这叫"抱膝直立"**。这个招式重点锻炼到了腿上的6条经络。

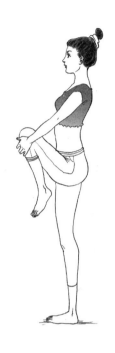

动动手脚，身心都好。

　　以上三个动作连贯起来，一共呼吸15次。很多朋友觉得很简单，一做起来却发现没有想象中容易。很少有人刚开始就能完整地练完，但只要坚持做下来，每天早晚各一次，一周以后，您就会发现自己的平衡能力比以前强了很多。后来我再让大家做"金鸡独立"时，几乎全部达标。

　　这个"平衡三招式"，动作很简单，很适合加入到晨练中。春分正是调节阴阳平衡的关键时刻，经常练习这三个招式，能使您的身体保持在相对平衡的状态，面对各种外在病邪的侵袭时，您也能从容应对。另外，您的心态也会更加平稳，不会因为外在的变故而产生太大的波动。

　　身心都保持在平衡的状态，便具备了健康的条件。苍蝇不叮无缝的蛋，内在、外在都保持平衡了，外邪便无从侵入，健康就长久了。

降压减脂，莫过清明

单从字面上理解，清明就给人以清新、明朗的感觉。它是暖季的第二个节气，从这开始，天气更加暖和了。

有民谚说："清明前后，种瓜种豆"，"植树造林，莫过清明。"此时，大地生机蓬勃，在这大好的春日风光中，正是农民伯伯忙碌的日子。

清明对于健康有着重要的意义。此时，春阳升发已经相当旺盛，气温也在不断升高。随着温度的上升，部分人发脾气的次数也在增加。

这个时候，肝火很旺，所以您不适合再进补了，否则便是火上浇油。肝属木，木能生火，而火为心。在这个节气上，肝火会引燃心火，这两堆火要是一并烧起来，毁灭性那是相当的大。"火性上炎"，火是往上烧的，所以您上火了，居高的头就会出现问题。患有高血压的朋友要格外注意，尤其是老人家，容易出现头痛、眩晕一类的症状。

在这个节气上，养生就要以降压减脂为主。"降压三招式"能平衡肝火，您如果血压高就可以用这个方法来降血压。如果血压不高，您还可以用它来祛肝火、调情绪。饮食上再配合"排毒灭火菜"，能更好地清理体内的火气。然后结合"减腹法"，清理内环境，既能达到降压减脂的效果，又能实现健康减腹的目的。

清明降压减脂养生方案：

经络方：每周拍腹排毒一次，每天敲打天枢穴两次、揉腹三次。
食疗方：苋菜放入沸水中焯一下捞出，苦菊洗净，用调料拌匀。
瑜伽方：每天坚持练习"推任开泉""敲通三阴""左右通关"。

三步可减肥，终身都享"瘦"

减肥在于减腹，减腹在于温腹

这天去拜访以前的老领导，寒暄过后，话题就落在了他的身体状况上。退休以后，由于缺少锻炼，他的体重一路飙升。随着体重的增加，血压血脂都高了起来，成天大把大把地吃药让他叫苦连天，见到我连忙讨要减肥秘诀。

我说减肥的秘诀在于减腹，因为肠胃消化系统都聚在这里，小腹一旦凸起来便是发胖的前兆，所以控制小腹的脂肪是防胖的关键。中医讲究治病求本，既然肥胖的根本原因是腹部的脂肪囤积，那减肥就要从这里入手。

腹部走的大多是阴经，而小腹又是阴经相交接的部位，属阴中之阴。阴性寒，那小腹就是重寒之地。小腹一旦热起来，人体就会自动调集脂肪来御寒。

由此可见，减肥的秘诀是减腹，减腹的秘诀是温腹。怎样做呢？有三个方法最为见效。

每周拍腹排毒一次，就可无毒一身轻

在肚脐两边脂肪最丰厚的地方，或者摁上去有脂肪结块的地方，用双手用力拍打10分钟。大多数人都能拍出红、紫、青、黑等不同颜色的痧斑、包点，这就是体内淤滞的寒湿、火毒被拍出来的表现。拍完后马上喝一杯温水，能加速排毒。

每天拍拍腹，瘦身、排毒一步到位。

每周拍一次，连续几次，您就会发现拍出的痧斑逐渐减少，到最后基本上不会再出现了。寒湿淤滞排干净了，减肥自然就快。

每天敲天枢穴排便减肥法

天枢穴属于胃经，又联系大肠，最能通肠道、排宿便，是名副其实的减肥大穴。很多人一敲天枢穴便要跑厕所就是这个缘故。肠道通了，脂肪就不会堆积。

天枢穴在肚脐旁开三个手指的位置。每天至少敲打两次，每次5~10分钟，敲至小腹发热为止。

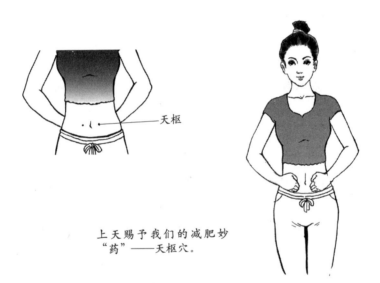

天枢

上天赐予我们的减肥妙
"药"——天枢穴。

每天揉腹三次，胜吃人参一支

民间有句话叫"揉腹治百病"，可见揉腹的好处。小腹是阴中之阴，是寒气最爱聚集的地方，所以揉腹很关键。

手心的劳宫穴是火穴，有温养的效果。经常以手心按摩小腹至发热，不但可以有效地驱寒暖腹，还能养元补气、滋阴培阳。

每天早、中、晚各揉一次小腹，先按逆时针方向揉，后按顺时针方向揉。揉的次数最低以 36 遍起，或 36 的倍数也可以。力度要适中，如果能把腹部的软组织带动起来更好。小腹常温，元气充实，减肥就会成为一件很容易的事。

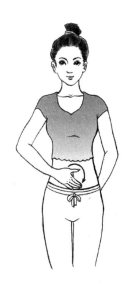

经常温暖小腹，减肥就会是一件很容易的事。

在清明这个节气上，阳气升发最旺，所以这是高血压的多发期。因此，肥胖的人要特别注意，火气旺再加上本身的脂肪堆积，很容易让您烦躁发怒、血压升高。不过这又说明您体内的能量很充足，如果借助此时充足的能量来减肥，把不好的情绪转化成减肥的动力，就会有事半功倍的效果。

以上三种方法为您提供了一套绝佳的减肥方案。通过调节经络，既能减脂，又能降压。随着体形一天天的瘦下去，身体也逐步地健康起来。开始行动吧，"减肥三步曲"让您轻松实现健康与苗条。

苦菊拌苋菜，补肝、清心、减肥

"清明时节雨纷纷，路上行人欲断魂。"清明不但是人们祭祖扫墓的日子，也是农民开始耕作的日子。在养生上，它也很重要。

清明"灭火"要抓紧

刚下课，就有一个女性跑过来找我说："老师，我最近老是莫名其妙地心烦、着急、发脾气，一星期能和老公吵好几次架，搞得他也很郁闷。原来是这个节气火气太旺的缘故，怎么办呢？快给我出出主意吧。"

我刚把拇指按在她的肝经原穴——太冲穴上，还没太用力，她就痛得大叫，看来是肝经火气太旺的缘故，肝火旺则脾气大嘛。于是，我跟她讲："你这是肝火太旺了，火气一直往上烧，你这脾气想收都收不住。要想改变，我教给你一个'灭火菜'——苦菊拌苋菜。"

苦菊、苋菜是天生的"灭火员"

苦菊就是蒲公英的幼苗，能清热祛肝火，有抗菌、解热、消炎、明目等作用。嫩绿的，微苦，很爽口，洗净后拌拌就能吃；苋菜能清热利湿，祛心肺的热火。这两样蔬菜搭到一起，能清热解毒、通利大便，还能去肠胃的火气。这样一个小凉菜就能祛三样火，还能清热减肥、排毒养颜，相信您看到这，早就跃跃欲试了。

这道菜做起来也很简单：**苋菜放入沸水中焯一下捞出来，苦菊直接洗干净，将这两样用调料拌匀，一个爽口的"排毒减肥灭火菜"就成了。**

不过，这道菜有三种人不太适合吃，一是脾胃虚寒，吃点凉东西就难受的人；二是长期拉肚子的人；三是孕妇。除此以外，凡是有各种上火症状的朋友，例如口臭、脸上长疙瘩、痤疮、便秘、脾气暴、烦躁、燥热、痔疮等，都适合吃。

她吃了一段时间，反应很不错，肠道通了，脸上的痘痘下去了不少，身体清爽了，火气灭下去一大半儿，老公都夸她变温柔了。所以您看，药调不如食疗，真正的好药就在我们的菜篮子里，就在我们天天吃的饭碗里。

清明前后正是肝阳升发最旺的时候，所以很多人都表现出上火的症状。我们常称一些情绪容易激动的人为"肝火大"。其实，"肝火大"还会导致口干舌燥、口苦、口臭、头痛、头晕、眼睛干涩、睡眠不稳定、身体闷热、舌苔增厚等症状。

大自然中无处不存在着平衡的道理，既然此时阳气升发太旺，就自会有灭火的方法存在。像苦菊、苋菜正是大自然派来的"灭火员"。

白送您最安全的"推任开泉牌降压药"

学员小刘自练瑜伽以来，身体状况改善了很多，气色也明显比以前好多了。她的爸妈来北京看她，发现她的变化很是惊奇，也都想感受一下神奇的瑜伽。于是，小刘约了节课，兴冲冲地带着她爸妈来馆里体验瑜伽。

到了后，却被一纸"学员须知"给拦住了，让小刘犯难的是其中一条：有严重高血压和心脏病患者不适合练习。

小刘父亲一看，说："得，这是说我呢，有高血压还不能练，看来白跑一趟喽。"小刘不想扫父亲的兴，就跑来找我。

"迷罗老师，'会员须知'上说，有高血压不能练习瑜伽，但我经常从您那听到血压降低了的反馈，那到底能不能练呢？"

我说："当然能练，只是要有针对性地练习。我这儿有一套'降压养生三招式'就适合你爸练。"

这套"降压养生三招式"是以瑜伽动作结合降压三穴来达到降血压、通经络的效果的。

第一招：推任开泉

身体自然直立，双腿分开一肩宽，两个膝盖稍微弯曲，保持微蹲的状态；

双手合十在胸前，掌跟顶住胸骨沿着身体正中线的任脉交替向下推动。从胸骨推到肚脐，反复推上50~100次；然后双手交叠在肚脐上，抬脚跟30~50次。

这样可以打通任脉和脚底的涌泉穴，引气血下行，起到平心静气的效果，为降血压打好基础。

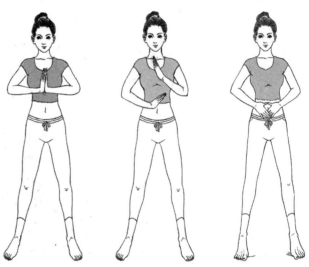

"推任开穴"为降血压开路。

第二招：敲通三阴

坐下来，双腿弯曲，脚心相对，膝盖向两侧打开；双手握拳轻敲内踝骨向上四横指的三阴交穴，由轻到重敲100次。

三阴交穴是肝、脾、肾三经的交汇点，有显著的降压效果。血压高的人，按上去一般会明显酸痛。这个体式能打通肝、脾、肾这三条经络，激发到三阴交穴，从而起到降压的效果。

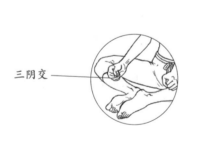

三阴交

三阴交穴是降压"良药"。

第三招：左右通关

躺下来，首先向左边侧躺，身体蜷曲；右手打开放在右侧的地面上。扭转脊椎，力度不要太大，适可而止，呼吸 5 次；再换另一侧做同样的练习。这样可以轻柔地按摩到五脏六腑，降压的同时又养生。

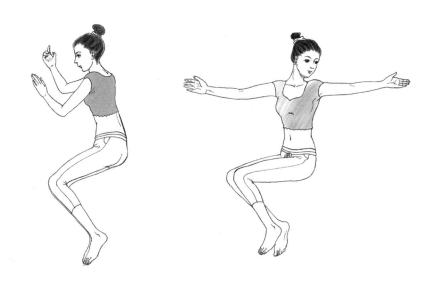

每天做做"左右通关"式，降血压不费劲了。

接下来，四肢平展，把双手交叠放在肚脐处，按逆时针、顺时针方向揉小腹各 36 圈；最后，双手放在脐下四指的关元穴上做几遍腹式呼吸。关元穴是双效调节血压的要穴，对治疗高血压、低血压都会有效果。

不出一个月，小刘父亲的高血压从高压 180 降到了 120，头不晕、眼不花，食欲、体力和精神头都见好，而且胃疼的老毛病也跟着消失了。更令他家人惊喜的是，以前他是一个很固执的人。爱钻牛角尖、认死理、很容易冲动，常因为一点小事和别人争吵。现在血压降下来了，性格也平和了，特意托小刘来感谢我。

我说，以前老人家的暴脾气一定要理解他。血压高，肝火亢盛，脾气自然就暴。现在血压降下来了，情绪当然也就变好了。这套方法不像一般的降

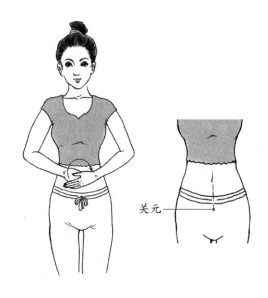

若要降压，哪能忘了关元穴！

压药，没有任何副作用，也可以长期练下去，一来巩固疗效，二来增强体质。

　　高血压是我国最常见的疾病之一，因为患病人数多，被称为"国人第一疾病"。其实它本身并不可怕，可怕的是它所引起的一系列并发症。比如说脑、心、肾损伤等，这些是导致脑中风、心力衰竭、冠心病、心肌梗死和肾功能衰竭的危险因素，严重威胁人们的健康。因此，您一旦发现血压升高就要抓紧调节。

　　然而，目前的降压药都需要长期甚至终生服用，这或多或少都会给身体带来副作用。因此，通过运动来降压是比较适合老人家的方式。在降血压的同时，疏通经络、调和五脏，还能起到保健养生的效果。

　　这个"降压三招式"适合所有中老年人练习。在这么多年的社区推广活动中，我发现经常练习这三个招式，血压高的能降下来，血压正常的能养、能预防，而且它对各种慢性疾病，像心脑血管疾病、肠胃病、肝胆病、高血脂、糖尿病、神经衰弱都有很好的疗效。在此，迷罗将这个方法献给所有的长辈们。

谷雨时节去享"瘦"，一年到头不忌口

时间过得真快，一晃到谷雨了。在这暖季的第三个节气上，天气越发暖和，而且已经开始透出热的感觉了。

此时，人体内的阳气比较旺盛。所以前几个月脾胃功能不是很好的朋友，现在已经好转，因此近一段时间，很多朋友会感觉胃口逐渐打开。而很多减肥心切的女性在这时会比较顾虑，生怕因为多吃一点而增加体重，于是克制食欲，减少进食量。您如果也是这样，就大错特错了。这时脾胃功能变好，正是需要能量的时候，您却很刻薄地对待它，不让它吃饱，那脾胃变得虚弱也就理所当然了。

很多人认为只要吃得少就不会长胖。其实减肥的关键在于肠胃运化的功能。脾胃吃饱了，能量足了，才有力气去运化食物。您总饿着它，脾胃功能下降了，吃进来的食物不能很好地转化成营养运送到全身，全都堆积下来形成了脂肪，这才是问题的所在。

所以您要在脾胃吸收能量的时候去顺应它。在这段时间，您不妨试试迷罗的经络减肥秘诀。结合谷雨时节三合一的养生功课，再借助天地的阳气升发来进一步提升脾胃功能。脾胃好了，脂肪就能得到很好的转化，营养也能运送至全身。既健康了，又苗条了，这不是最好的结果吗？

谷雨减肥最佳处方：

经络方：左手放在大腿上来回搓，右手握拳敲大腿。左右交换进行。

食疗方：喝第一次冲泡的荷叶水。

瑜伽方：每天坚持练习"瑜伽坐船式"。

轻松有趣才减肥——"互动拳法"

谷雨是阳气升发正旺的时候，只有在这个时候气血补养充分了，在接下来的节气里，阳气才能正常地生长、收获和封藏。节气养生是一环扣一环的，当您一步一个脚印，踏踏实实地走过来以后，您就会得到自己所追求的健康。

另外，谷雨是胃经气血最旺的时候，所以这时您应以调节胃经为主。说起调胃经，我手头上有一个非常好玩的方法，而且有效，因为这个方法既能减肥又能增肥。

我毕业后在医院科室实习，进按摩科一个月后，原来瘦弱的我却渐渐强壮起来，胃口也越来越好。而一起进来学习的同桌，原本胖胖的他却越发瘦下来。这倒好，各有所获。本来我们俩在体形上是有鲜明对比的，常被同学们笑称"阴盛阳衰"。想不到才两个月，这就快"阴阳平衡"了。

这天，我俩正坐着讨论这件事情，怀疑是按摩科风水养人。不想被主任听到，他哈哈大笑说："哪里是什么风水好，这是你们天天敲胃经的收获呀。"主任真是一语点醒梦中人。

进按摩科实习，我们有一套基础手法需要天天练习，其中有一个方法是练习手与大脑灵活协调的，叫"换手敲"。要求双手放在大腿上，一手做搓的动作，一手做敲打的动作。这搓和敲的地方不就是胃经经过的位置吗？

经络的优势就在于它具有双向调节的作用，所以敲打胃经能胖能瘦。懂养生的人都知道，胃经是走在我们大腿正前侧的一条经络。在经络里面，别的经络要不就是多血少气，要么就是多气少血。而它的特点是多血多气，所以古人叫它"长寿经"。

我给这套手法起名叫"互动拳法"。双手互动，既能使头脑变灵活，又调节了肠胃，还能减肥，一举多得。

但是，只简单告诉您如何敲胃经，您可能会觉得特闷。我教您变换一下手法，不但乐趣有了，动力也来了。

手心向下放在大腿上，右手握拳用力敲大腿，而左手来回用力搓；然后赶快换手，换成左手敲，右手搓。习惯了之后，慢慢加快速度。

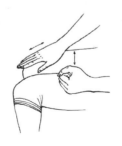

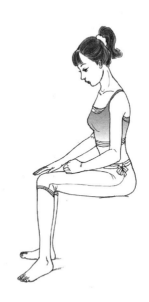

老顽童有"左右搏击术"，
您有"互动拳法"。

手法里面，搓和敲是最能激发经络的。所以这个方法既有意思，又能起到打通经络和保健的作用。长期坚持，还能提高全身的协调性，锻炼到大脑。像坐办公室的都市白领经常敲一敲，能减肥、保养肠胃，还能让大脑变灵活，可谓一举三得。

脾胃是主思虑的，脾胃虚了，人的脑子就不爱转了。所以多去敲一敲脾经、胃经，脾胃的气血足了，头脑就会比以前更灵活。

我的一个学员按这个方法做了两个月，一个月能减五六斤。我上周给一家银行的高端客户做讲座，大家听了都很喜欢。做的时候全场都乐了，越乐，大家做起来越带劲，效果也更好。

乐趣是一方面，效果明显是一方面，简单又是一方面。敲胃经不用专门腾出时间来，随时随地都能操作，这就是所谓的"地铁操"。

别错过"荷叶减肥法"

老人家更要适当减肥

有一次上课前，我早到了一会儿，听到教室里面有几位学员在讨论减肥这个问题。其中，有个阿姨说她练瑜伽这几个月减了十几斤，谁见了都说她变化特大。另一个说她都这么大年纪了，减肥没什么用，不像那些年轻人成天爱美爱苗条的。

听了这话，我心中一动，于是走进去插了句话："老年人更需要减肥呀！人老了，不像年轻人那样需要美，但更需要健康。哪个胖人没有高血压、高血脂的？人越老，血管越脆弱，健康就越会受到威胁。"

这一番话引起了大家的共鸣："可不，我这高血压都十几年了，天天吃降压药，沾点累就不行。""我也是，医生说我这脂肪肝很严重，都不让吃肉，每天看着老伴大吃特吃，那个馋得我呀。"

对于老年人来讲，肥胖又何止这些影响？老年肥胖者患有冠心病的几率要比常人高 2~5 倍，糖尿病较常人高 6~9 倍。脂肪堆积过多会造成动脉高压、心室肥厚，进而发展成心力衰竭。体重过重还会加重关节的负担，导致关节炎等等。诸如此类的危害不胜枚举，所以老人家更需要减肥。

荷叶怎么用，减肥效果才明显

总有人问我有没有什么减肥秘方，秘方有是有，但不适合所有的人，毕竟药是不能随便吃的。在这里，迷罗向您推荐荷叶茶。从多年的临床观察来看，这个不起眼的东西在减肥方面倒是极为靠谱。

荷叶可以说是减肥必用之品，大部分减肥茶的配方中都有荷叶。研究发现，荷叶中的荷叶碱能在肠道壁上形成一层脂肪隔离膜，减少人体对油脂的吸收，可见它极有减肥之效。

《证治要诀》里记载："荷叶，服之令人瘦劣，单服可以清阳水浮肿之气。"现在临床上常用它来治疗高血脂、高血压、肥胖症。我曾给大家介绍过"荷叶减肥法"，很多学员试过，都说减肥效果很明显。

最好的一例是，也没限制饮食，运动也不多，一个月竟减掉了 8.5 斤。

不过，"荷叶减肥法"有一个秘诀，就是只喝头一道水，而且要浓点。因为在第一次冲泡的过程中，荷叶碱会充分地释放出来。这个茶一天喝一到两杯就可以。

买来的荷叶一般都是裁成方形。您买回来以后，再剪成细条，泡水就可以了。您也可以拿它来煮粥喝，既能清暑止渴，又能消脂减肥。最适合在立夏前后吃，是入夏减肥的首选。但要注意，瘦弱、气血不足的人不要服用，否则越喝越瘦。

 # 治痔疮，点长强

痔疮不是病，有了真要命

俗话说"十人九痔"。痔疮虽不是什么大毛病，但得了可真够要命的，坐也不是，站也不是。这不，好友东子来我家做客，让了好几次都不坐，我问他为什么，他又不好意思说。扭捏了一阵，他终于吐露了实情，原来是痔疮惹的祸。

我便笑着说："有毛病你都藏着掖着的，怎么能治好？最近酒喝多了吧？"

他连忙点头说："最近应酬比较多，和这也有关系吗？"

"那是当然，水往低处流，酒性湿热，湿热的特点也是往下跑，这叫'湿热下注'。而肛门位于身体比较靠下的部位，所以湿热最喜欢聚在那里。痔疮就是湿与热凝结成的产物，一旦成形就会影响到内分泌，而且会让您的脾气变得焦躁。所以痔疮越严重的人，情绪往往越不好。"

"原来如此，那以后我尽量少喝点酒。"

我说："光少喝酒还不行，这跟日常习惯也有很大的关系。比如说，有些人的痔疮就是肛门静脉充血导致的，每天蹲厕所超过5分钟，肛门总处在充血状态就容易得痔疮。所以很多人上厕所习惯看书看报，一坐就是半天，这是不好的习惯。还有些人不喜欢运动，椅子比老婆都亲，一天到晚都不挪窝的，坐久了也容易得痔疮。另外，饮食不当，比如说吃油腻、辛辣的东西多了，或者是便秘久了也容易得痔疮。"

他一听："这几样我全占了呀，难怪有这个问题，那我该怎么办呢？"

"'治痔疮，点长强。'这句话学过中医的人都知道。长强这个穴位好找，就在尾骨间后面凹陷的位置。"

他往后摸了摸，有点为难地说："找倒是好找，可自己不方便点呀，而且这个部位也不好意思让别人帮忙呀。"

痔疮的点穴调治法

"那我就教你一招点长强不求人的瑜伽。"我让他按照下面几个步骤来做：坐在地上，双腿弯曲，把重心落稳在尾骨上；双脚抬起来，双手轻轻地放在小腿上，坚持半分钟，脚放下来，休息一下再练。三次为一组，每天早晚各练一组。练完后起身，双手半握拳，敲打长强位置5分钟。只要坚持下去，很快就会见到效果。

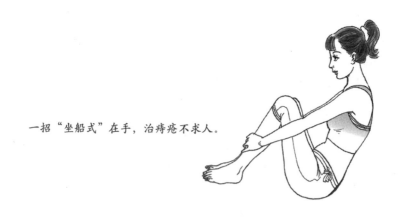

一招"坐船式"在手，治痔疮不求人。

刚坚持这个体式没多长时间，东子就嚷嚷屁股疼，坚持不了。我说："那是地面太硬，垫个软垫子就舒服些。"

垫上一个薄坐垫以后，他感觉舒服多了。屁股刚好受点，他又嚷嚷肚子吃力，抖得厉害。我就让他把腿放低一点。总算坚持了差不多半分钟。

起身以后，我问他的感受。他说："不错，长强穴这个位置热热的，很舒服。就是腿有点酸，小腹有点累，这应该不光治痔疮呀。"

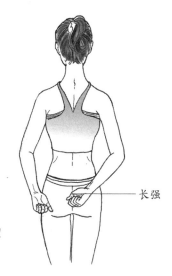

长强

治痔疮哪少得了长强穴！

我说："当然不只这点效果，这个体式能锻炼到腹部的核心肌群，坚持下去，你这'将军肚'说不准也跟着痔疮一块儿消失了。"

其实它还能增强腰腿的力量，对不爱运动的人来说，这是个比较适合的体式。在做这个体式的过程中，只有尾骨一个支点，全身都处在收紧的状态之中，可以按摩到腹部的内脏。尤其是以腰腹肌为中心的区域能得到很好的锻炼，相当于跑步的效果。

立夏快养脾，睡好"子午觉"

立夏是暖季的最后一个节气，这时，天气已经不再是暖和了，炎热的脚步逼近了。

暑为阳邪，最能消耗人体的能量。接下来的暑季就意味着能量的消耗，所以您要抓紧储备能量以应对酷夏。很多气虚的朋友一到夏天就不好过，一动就大汗淋漓、气喘吁吁，有的在外面待久了就容易中暑、晕厥。这是因为他们没有在暑天到来之前补足气血，经不起暑邪的"折腾"。

为了减少炎炎夏日对身体的消耗，从立夏开始，您就要做好保养气血的工作。这时，睡"子午觉"最能养气血，所以您要调整好生活规律，中午尽量小睡一会儿。

现在已经到了暖季的极致，心火正旺却不盛，正是心火生脾土的好时候。所以这时您还要抓紧做足功课来提升脾胃功能。脾胃是气血生化之源，它们功能强了，气血也就足了。储备有充足的"银子"，您就再也不怕炎热酷暑带来的"危机"了。

立夏健脾最佳处方：

经络方：经常敲一敲足三里穴、上巨虚穴、下巨虚穴。
食疗方：人参、白术、茯苓、炙甘草、大米熬粥喝。
瑜伽方：每天练习 10 分钟"元气养生桩"。

有了"脾胃专家组"，补脾不用开药方

楼下的肖伯伯这天上来找我说："我这两年肠胃不好，总是腹泻。胃口也不好，吃了东西总不吸收。看了不少医生，改善不大，你有没有认识这方面的专家？"

我说："医院里面的专家我不认识，但人体上我倒认识三个专门治肠胃病的'专家'。"

肖伯伯很奇怪："这是什么意思？"

我说："在我们腿上有这么三个穴位是专门治疗肠胃病的'专家'。既然您吃了那么多苦汤药都不见效，不如停下来敲敲这三个穴位，说不定效果不错。"

这三个穴位都属于胃经，并且都在小腿的外侧。

脾胃专家——足三里穴

第一个就是您最熟悉的足三里穴了。这个穴位是多面手，有通调百病的效果，尤其是肠胃方面的问题。中医有句口诀叫"肚腹三里留"。可见，凡是治疗肚腹、肠胃上的问题，这个穴位是首选。

临床医学发现，刺激足三里可以直接引起胃的变化，使痉挛的胃体舒张，或使处于放松状态的胃体收紧。由此可见，**足三里有两个特点：一是双向调节，二是应急。胃痛的时候，您马上拿一根筷子持续点按此穴，可很快止痛。**

这个穴位的取穴方法很简单，您先找到膝关节上面那块圆形的籽骨，在它的正下面内外各有一个凹陷点，这便是内外膝眼。您从外膝眼处垂直向下量四个横指，然后以拇指左右寻按，酸胀感最明显的点便是足三里了。

俗话讲：常拍足三里，胜吃老母鸡。这个穴位是被历代医家看重的强壮要穴。它又是减肥大穴，因为它可以提升肠胃功能，促进脂肪代谢。

排泄专家——上巨虚穴

找到了足三里，接下来的这个穴位就好找了。足三里垂直向下走四个手指的位置就是治大肠上的毛病的"专家"——上巨虚穴。它是大肠经的下合穴，专门治疗腹痛、腹泻、便秘、消化不良等因大肠的毛病引起的问题。

吸收专家——下巨虚穴

下巨虚穴同样好找，就在上巨虚穴再垂直向下走四个横指的位置。它是小肠经的下合穴，主治吸收不良、肠炎、小腹疼痛等小肠方面的毛病。

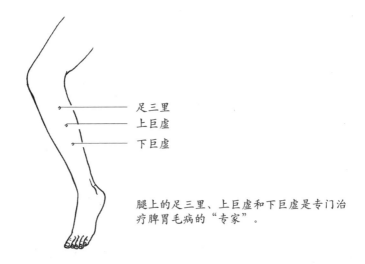

足三里
上巨虚
下巨虚

腿上的足三里、上巨虚和下巨虚是专门治疗脾胃毛病的"专家"。

这三个穴位各有分工，专长于一项。它们三个聚到一起，就能把因胃、大肠、小肠功能失常而导致的肠胃消化问题统统搞定。经常敲一敲这三个穴位，就可以有效地治疗肠胃疾病，起到保健养生的效果。

肖伯伯敲了一段时间，感觉效果很好，慢慢地就把药停了。每天专门抽出两三个时间段来敲，不但胃口好了，也不腹泻了，真是吃嘛嘛香。他还带动老伴一起来敲，老伴健忘的毛病也没了。

脾胃好、气血足，人的"三力"就足了。哪"三力"呢？精力、体力和智力。把脾胃这个"后天之本"养好了，脑子就会更灵活，记忆力自然不会减退。

经常有朋友向我咨询调理肠胃的方法，我都推荐这三位肠胃"专家"给他们。经过长时间的观察，这三个穴位是调理肠胃的绝佳组合，堪称"肠胃专家组"。有了这个专家组为您的肠胃保驾护航，您就再也不用担心了。

健脾补气，非"君"莫属

早衰症状要明辨，莫把肾虚比气虚

赶上放假，大家相约去欢乐谷玩。在这初夏的时刻，畅快地欢乐一把，可以振奋阳气。

唯独史大哥，这也不敢玩，那也不敢玩，好不容易把他拉上玩了一个旋转飞车。没想到几圈转下来，史大哥已是面色惨白，说什么也不再玩了，大家直笑他肾虚。

我看他气喘吁吁的样子，真是有点体力不支，便让大家先去玩，我留下陪他歇会儿。史大哥无奈地问我："你说我这是不是真的肾虚了，刚到40岁，怎么就提前衰老了呢？那些游戏我一上去就心惊肉跳，心里很害怕。"

我综合他的情况，感觉更像是气虚。我让他把舌头吐出来，舌头淡红，舌边上有一排清晰的齿痕，果然是气虚。我便对他说："没那么严重，你这其实是气虚。气虚的人容易疲劳乏力，气老是不够用。不爱动也不爱说话，就是说话，声音也很小。没精神，爱出汗，舌边有齿痕，不爱冒险。"

"这些症状我基本上都有，原来是气虚呀，我还以为是肾虚早衰呢。我说怎么吃了那么多盒六味地黄丸都不见效。找到病根就好了，那该怎么补呢？"

补气第一名方——"四君子汤"

说起补气来，我还真有一妙方，健脾补气非它莫属。我让他先喝上一个月试试，谁知道才20多天，他就一副活力十足、神采奕奕的样子出现在了我面前。用他的话说，就是好像年轻了 10 岁。

是什么秘方让史大哥找回了青春活力呢？就是四君子汤了。**这个方子由人参 9 克、白术 9 克、茯苓 9 克、炙甘草 6 克组成。**

这个被称为健脾补气第一名方的"四君子汤"虽然只有四味药，却是配比绝妙，君臣佐使搭配令人叫绝。以人参为主，补气、健脾又养胃；配以白术，健脾、燥湿，还能加强人参的补气健脾之力；再加上有健脾、渗湿效果的茯苓，补脾的作用更加明显；配上炙甘草，能协调诸药而使它们共同发挥补气健脾的效果。这个方子补起气来，温补而不燥热，补益却不峻猛，有君子之德，所以用"四君子"来命名。

"四君子"加大米熬成粥，最适合补气健脾

每到立夏时节，我都会用"四君子"加上大米熬成粥给家人喝，以减少即将到来的炎热给身体带来的消耗。这个方子也可以经常喝一喝作为日常的保养，不过把人参换成党参最好。

男人多气虚，气一虚，就精力不足、体力不支。因此，气虚的男性容易注意力不集中，工作效率低下。这个粥最适合补气，可以作为男性抗疲劳的首选。气补足了，则龙精虎猛、精力十足。

女人易脾虚，脾一虚就乏力犯懒，什么事都不爱干，脸色还泛黄。而老人家脾、气都容易虚，虚了就显老，免疫力下降，动不动就生病。有了这个粥，女人喝了能气色红润、体力充沛。老人家喝了能补气健脾、安享晚年。

但凡是补药，多偏于滋腻厚重，喝了容易壅气。而体质较差的人，脾胃虚弱，体内还湿气盛，难以运化补品的粘滞、滋腻之气。因此，这类人吃进去的补品非但没有补到身上，反而给脾胃带来了巨大的压力。一味的补下去，最终会导致脾胃不能承受压力而"罢工"，这种行为无异于对自己的身体施暴，非君子所为。

"四君子汤"补中有泻，平和中正，不偏不倚，这才是中庸之道、君子之德。它也为我们揭示了善待自己的真谛。

只花 10 分钟，脾肾好起来

蹲马步，补脾肾

小时候，跟我一起玩的几个哥们大都身体瘦弱、多病。为了强身健体，他们都被家长送去学习武术。跟师傅学习武术有一个规矩——入门先扎半年"马"，也就是蹲马步。

几个月下来，这帮瘦小子竟然个个强壮了起来，肌肉结实了，个子也"噌噌"地往上长。家长们高兴的同时也纳闷了起来："师傅教了一些什么武功啊，这么见效？"

几个小孩老老实实地回答："蹲马步！"

家长们就很奇怪地问："蹲马步怎么会有这么大的好处呢？"

师傅哈哈大笑，捋着胡子说："可不要小看这个马步，它是所有武功的基础。人体的"先天之本"肾经与"后天之本"脾经都在腿上，脾经肾经不壮实，身体怎么能好？每天蹲一蹲马步，能锻炼到包括脾经、肾经在内的 6 条重要经络。经络强了，气血运行通畅了，就像给小树苗加了些肥料，孩子们的身体才会长得如此快，所以凡是武术都要先蹲马步。"

从那时起，蹲马步就成了我每天必做的功课，一蹲就是 10 年。这 10 年来，我一点小毛病都没有犯过，身体像是穿了一件"保护衣"，伤风、感冒都不敢靠近，想想这也应该归功于蹲马步吧。

每天练习"元气桩"，身体再也不受伤

在做瑜伽老师的这些年，我把蹲马步加到了课程中来，很多人因此而受益。但因为很多学员体质偏差或年龄过大，蹲马步对他们来说有些困难，我就把马步与瑜伽的动作结合起来，形成了现在的"养生元气桩"。

这个"元气桩"适合所有年龄段的人练习。随着这几年的推广，它已经是很多人每天的养生必修课。很多学员都反映，练习元气桩以后，改善最快的就是肠胃。站的时候，他们就能感觉到胃部热热的，还能感觉肠胃在动。

站上一段时间，体内的寒浊、淤气就会通过打嗝和放屁的方式释放出来，身心顿感清爽。

五脏六腑是靠脾胃来养的。脾胃功能好了，其它的脏腑就能逐渐地强壮起来。各种疾病，尤其是慢性疾病，也就远离了。正所谓"正气在内，邪不可干。"体质强了，外邪也侵犯不了您。

深得"元气桩"益处的刘阿姨说："这每天 10 分钟站下来，好处太多了，用一个字概括就是'美'，吃得美，睡得美，人也越来越美了。"

您也想"美"起来吗？让我们一起来练吧。

首先是摩天式。**直立，脚跟抬起来，双手抬起向上伸。这样持续两三分钟，就可以打通全身经络。**

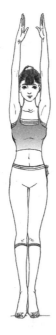

每天抬抬脚、伸伸手，吃得好，睡得香。

然后是养元式。**脚跟落双腿轻微弯曲，膝盖不要超过脚尖，双手虚抱在胸前，眼睛微闭。前期从 5 分钟开始练，站到双腿酸累、发热为止。这样可以强壮全身的 12 条经络。**

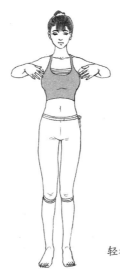

轻松打通12条经络的锻炼法。

　　最后是归元式。双腿伸直，双手交叠放在肚脐上。先按逆时针揉，后按顺时针揉，各揉36圈以上。这样可以保养元气，使气血归于关元穴和气海穴，并保存起来。

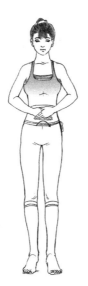

大补元气最好的办
法——"归元式。"

　　很多人因为身体虚弱而消耗了太多的元气，这也影响到了他的情绪和性格。比如说，有些人面对一件本来没有多大问题的事情时，总觉得心虚，人们常用"没有底气"来形容。或者有的人做一件事，本来想得挺好，却不能坚持下来。这种底气不足或力不从心的状态也是可以通过练习"养生桩"来改变的。元气足了，心中的底气也就足了。

　　就这么简单的三个动作，短短的 10 分钟，比起我们每天花在看电视、逛街上的时间来说，实在微不足道。但积少成多，一直坚持下来就可以达到最好的养生效果。您还可以动员全家人来做，大家排成一排，运动的同时还能调和家庭气氛，真是其乐融融。

第四章 Part 4

>>>

小满到小暑，养胃又健脾（热季）

小满祛湿，争分夺秒

芒种好节气，补心黄金期

到了夏至节，滋阴养肾不能歇

小暑温风至，舒心调颈肩

小满祛湿，争分夺秒

过了立夏，热季的第一个节气——小满到来了。这时，大麦、小麦等农作物已经结果，籽粒饱满，但还没有完全成熟，所以称"小满"。

此时，大自然中阳气已经相当充实，这也是一个小满的状态。所以您不要错过这个好时机，抓紧养生，让体内的气血也来个小满。

怎么养呢？您首先要看天气，小满时节，天气明显地闷热了起来，雨水也多了，气候潮湿。有句话叫"暑多挟湿"，也就是说暑热之气最爱拉上湿邪一起侵犯人体。其实这个时候，湿邪往往已经打入人体内部潜伏起来。等到大暑时节，湿邪主气的时候，暑、湿就会内外呼应，使人们陷入湿气的困扰，从而引发很多问题。比如说风湿病、脚气、痤疮、妇科炎症、水肿、肥胖等。

等问题明显了您再去治，就已经处于被动地位了。所以湿气刚开始冒头，您就要把它消灭掉。脾主运湿，脾胃功能好，就能把多余的湿气运化出去。所以，您此时养生的重点功课就应该放在健脾祛湿上。

小满祛湿最佳处方：

经络方：从三阴交穴开始，顺着骨缘推到阴陵泉，反复推。
食疗方：用一段山药加半斤冬瓜熬成"健脾祛湿元宝汤"。
瑜伽方：每天坚持练习"瑜伽蝴蝶式"。

就在三阴交到阴陵泉之间灭湿毒

有一天，我碰见了以前的同事小张。她一见到我就说："迷罗，今天要不是碰见你，就去你家找你了。"

还没等我说话，她就把她的苦水都倒给我了："最近总感觉身体发沉，成天没精神。我去医院瞧了瞧，医生说我是湿气太重，给我开了些祛湿的中药。但这个中药汤太苦啦，喝得我直恶心，也就没坚持下去，这身体就这么耽误着一直没再去看。这几天我正琢磨着要去找你呢。"

明白了缘由，我对她说："我教给你一个不用吃药就能祛体内湿气的方法吧。'诸湿肿满，皆属于脾。'脾主运湿，所以祛湿的关键在于健脾。湿气淤在体内，我们就要去疏通它，在脾经上容易淤堵的部位叫做阴陵泉穴，这个穴位在腿的内侧，膝下胫骨内侧后下方凹陷的位置。"

说着我帮她找到穴位，按了一下。她马上哇哇大叫，说疼得不行。

"你这是脾经不通、湿气郁结的表现，所以你要多去推揉阴陵泉穴来打通脾经。**推的时候要从内踝骨向上四横指的位置——三阴交穴开始推。这个穴位是三条阴经的交叉点，可以调动肝、脾、肾这三条经络的气血以通畅脾经。然后顺着骨缘推到阴陵泉穴，反复地推。推过程中，你要去找最痛的点，这个点就是淤堵的部位。把它推到不疼了，这'管道'就打通了。**"

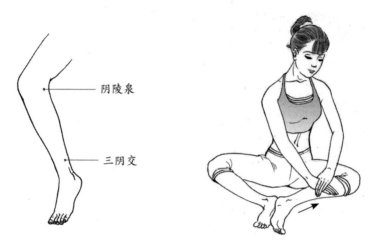

阴陵泉

三阴交

每天推一推脾经，排湿的"管道"就通了。

　　"管道"一通，多余的水湿就会顺畅地排出去了。脾经是通过膀胱来排湿的，所以坚持推上一段时间，您会感觉小便增多，这就是排湿的表现。

　　两个月以后，小张又活蹦乱跳了，而且到处宣扬这个不药自愈、轻松祛湿的好办法，还真帮了公司里不少的人。

　　中医认为，像四肢沉重、容易疲劳、失眠、食欲下降、恶心、头晕等问题都跟体内湿气淤堵有关。从小满这个节气开始，湿气逐渐加重，所以您要经常用我推荐的这个方法打通一下自身的排湿通道，有问题的就除湿，没问题的，能保养身体，多劳无弊。

家有"祛湿大元宝"

山药冬瓜天天见，苗条健康在身边

一个做生意的朋友找到我说："迷罗，快给我想个办法减减肚子吧！一个大男人成天像孕妇一样挺着个肚子，没走几步路就喘。这腿脚也像灌了铅一样提不起劲，快烦死我了。"

我给他把了把脉，脉象偏滑。我又看了看他的舌苔，舌头上黄腻腻的一层，一看就是痰湿体质。我问他："最近大便也不痛快吧，头发、脸上老冒油，总觉得胸闷，嗓子有痰，还总是犯困？"

他一拍桌子，"可不是嘛，成天感觉闷得慌，出的汗也油乎乎的。这天气越热，感觉越明显。最近应酬还特别多，可把我郁闷坏了。你有什么灵丹妙药，赶紧拿出来吧。"

生意之人应酬多，喝酒吃肉自然是少不了的。酒是湿热之物，少喝可以活血。喝多了，它就会化成湿热郁结在体内。鱼生火，肉生痰。大鱼大肉吃多了，加上喝酒也不节制，身体肯定是不堪重负。

让他们这些生意人戒掉烟酒肯定是行不通的。我说："我给你出一主意吧，再有酒场，有两样菜你必点——素炒山药和冬瓜汤。别人吃肉喝酒，你呢，吃山药喝汤。山药能健脾，冬瓜能祛湿，常吃这两样，你的问题就会得到改善。"

"冬瓜不是减肥的吗？还能祛湿？"朋友问道。

没错，冬瓜就是通过祛湿利水来达到减肥效果的。**中医把冬瓜称为"祛湿大元宝"，它是果蔬里祛湿的第一号专家，能利水、消肿还清热，既是美容佳品，又是减肥圣药。而山药更是中药里的上上之品，滋阴又利湿，健脾又补肾。而这脾肾都是祛湿的"主力军"呀。**

"回到家让老婆每日用一段山药加半斤冬瓜给你熬'健脾祛湿元宝汤'，这两样可谓祛湿的"黄金搭档"。也可以全家人一起喝，男士喝了，有保养之效，女士喝了能美容，皆大欢喜。"

他半信半疑："这么简单的汤就能有效果？"

我笑着说："食物只要会吃就是好药，你去试试吧，让事实说话。"

一个多月后，他欣喜地打来电话向我汇报情况："这汤真不错呀，最近排便舒服了，头发不油了，嗓子清爽了，腿脚也比以前有劲了。我老婆脸上的斑见少，也变得苗条了。这个汤现在成了我们家餐餐必备之物，真是'山药冬瓜天天见，苗条健康在身边'！"

有钱也别得富贵病

这痰湿体质引发的病在以前都是富贵病，有钱人家天天大鱼大肉吃着，又不运动。这些粘腻的食物消化不了，积在体内就化成了痰湿，而这个痰湿正是百病之源。怎么说呢？"湿重则困脾。"脾本来是运湿的，痰湿超过了脾胃的运化能力，就会反过来损坏脾胃功能。脾胃为后天之本，脾胃伤了，五脏不得养则百病丛生、情绪烦乱。

"痰湿则瘀结。"痰湿本是体内停滞的水液，淤得久了，就成了有形的东西，中医管它叫痰核。这个痰核结在皮肤下就叫脂肪瘤，结在子宫里就叫子宫肌瘤，结在乳房里叫乳房肿块，所以中医认为痰湿体质等同于肿瘤体质是一点也不为过的。

但这个痰湿难道都是因为酒肉化来的吗？那我不喝酒，肉也少吃，是不是就没事啦？

除了饮食不当，过度思虑也会损伤脾脏，导致脾虚。人的思维活动要靠脾的健运，如果长期工作压力大，思虑过度或在吃饭时说话、聊天就会影响脾胃。另外，肝木克脾土。患有肝病的人，时间久了，脾胃功能也会受影响。

在小满时节，气血旺于脾经，这正是增强脾胃运化功能的大好时机。经常喝一喝这个汤，您就能在闷热潮湿的伏夏到来之前为身体打好基础。而且伏夏正是天气最闷热、潮湿的季节，所以这个汤您可以喝上整个热天。除了能健脾祛湿外，它还会为您带来苗条瘦身、美肤养颜等意外效果。

美丽也需要模仿——祛斑效果好过面膜、面霜的"蝴蝶式"

专灭妇科炎症的"蝴蝶式"

昨天有个朋友来问我有没有祛斑效果好的面膜、面霜。她说这几年原本干净的脸上长出了很多斑，什么化妆品都试过了，一直没见什么效果，这成了她最大的烦恼。

我看她的斑确实很严重。远远看过去，眼睛下面就好像卧着一团阴云，再细看，气色也着实不好，黯淡没有一点光泽。她的太阳穴周围与人中部位长了很多的小红疙瘩，这两个部位是反映女人妇科与内分泌状况的。由此看来，她的皮肤问题是由内分泌紊乱与妇科炎症导致的。

我这一提醒，她才醒过味了："我确实有些妇科炎症，总是痛经，前一阵还检查出来右侧卵巢囊肿。那该怎么调呢？"

于是，我教给她一个专门调妇科、消炎症的体式——"蝴蝶式"。

方法很简单，坐下来，屁股下用一个折成两个手掌厚的毯子垫一下。然后双腿弯曲，脚心相对。双手抓住脚尖，膝盖向两侧打开，尽量往地上贴，这就是"蝴蝶式"了。做这个动作的时候，脊背要挺直，双膝有节奏地向两边地板振动。

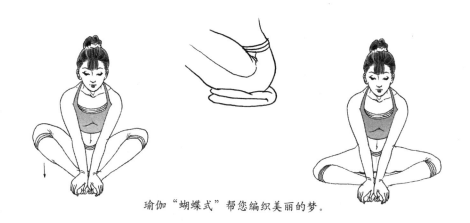

瑜伽"蝴蝶式"帮您编织美丽的梦。

她刚学会时有些半信半疑，但是，当她坚持练习了一个多月，发现气色明显见好，来例假时竟然不再痛经了，脸上的小红疙瘩也消退了。于是，这个体式就成了她的最爱，每天都要做一做。同事们都说她变化很大，人也越来越自信了。

这个动作的运动量不算大，却恰到好处地运动到了最难锻炼到的部位——髋部。现在的人大部分时间都坐着，气血中的杂质慢慢地沉积到骨盆里。而保护着生殖系统和泌尿系统的骨盆就成了接纳垃圾、废物的容器，就像我们平时打扫不到的卫生死角。久而久之，经脉不通了，气血不运行了，这里就会滋生出细菌，从而导致炎症。有诸内必形诸于外，这些细菌表现在脸上就是斑点、痤疮、红疙瘩。

"蝴蝶式"打扫身体里的卫生死角最快

"蝴蝶式"通过双腿的频繁运动，能打通腿上的经络，使气血像"扫帚"一样把身体上的卫生死角给清除干净。不但能消灭炎症，还能增加骨盆和腹腔的供血量，使内脏得到血的供养而焕发活力。这种活力表现在脸上就是脸色红润、肤色洁白、无斑无痘、容颜娇嫩。

经常练习这个体式还能调节泌尿功能、缓解坐骨神经痛，很适合经常坐办公室的朋友。另外，这个体式对男人的前列腺有很好的保养效果。孕妇经常做这个，分娩时会更顺利。您不要看它很简单，甘草虽不起眼，却能和百药混搭。关键是您要练对体式，方法对了就能起到良好的效果。

当斑斑点点渐渐爬上您的皮肤，遮住了以往的光彩，您是否会想到这是内分泌紊乱的信号呢？美丽也是需要智慧的，只是把大量的护肤保养品涂在脸上，就像在隔靴搔痒，不但不能解决问题，还会增加皮肤的负担。

只有内在洁净了，外在容颜才会好。小满时节，湿度与温度正在增加，正是容易滋生炎症的时刻，爱美的您抓紧动起来吧。做一只美丽自信的"蝴蝶"，从当下开始。

芒种好节气，补心黄金期

当农民伯伯开始忙着收割麦子的时候，芒种就到了。这个节气最适合播种有芒的谷类作物，所以叫"芒种"。

有句民谚叫："芒种芒种忙忙种，芒种一过白白种。"农民伯伯在田地里忙着种庄稼，那您也不能闲着，要抓紧"播种"健康。这是热季的第二个节气，气候逐渐炎热起来。心在五行属火，在这样的天气里，心火逐渐加强，精通养生之道的人就会懂得搭老天这个"顺风车"来养心补血。

像心脏不好、脾胃功能下降或者心血不足的朋友，这时就要积极行动起来，借芒种这把"天之大火"来点亮心火，使心脏的功能旺起来，气血充足起来。在这时，"四物汤"堪称女人的护花神方，您再结合练习"手少阴式"来打通心经，就能使心血得到很好的保养。

然而，在这个养心补血的关键时期，很多人因为天气炎热而吃了太多寒凉、冰冷的食物，使寒邪趁虚而入破坏了养心大计。这时，您就要结合"温胃诀"来散寒养胃、舒畅肝气，让肝木生旺心火，实现最大的养生效果。

芒种补心最佳处方：

经络方：点中脘、开四门、揉心窝。

食疗方：当归、川芎、白芍、熟地用三碗水熬成一碗水。

瑜伽方：每天中午练习"手少阴式"。

散寒止痛"温胃诀"

芒种是祛寒的最好时机

"先生，今天我们餐厅新推出了冰豆饮，清凉解暑，您要不要把套餐中的绿茶换成这个品尝一下？"中午我去吃饭，餐厅的服务员向我推荐道。

"好吧。"我没考虑就应了下来，但是，服务员一端上来，我就有点后悔。果然够冰啊，上面还浮着一层小冰晶。尝了一口，味道还不错，而且外面很热，我就勉强给喝完了。那个凉顺着喉管一直向下凉到胃里，冰凉的感觉持续了很长时间。一下午，我的胃都闷闷的，不舒服。回家以后，我赶忙切了点姜丝，用开水泡了一大杯灌下去。又做了5分钟的"温胃诀"，总算暖和过来了。

事后想想，虽然已到芒种，天气炎热，但此时体内的阳气还浮于体表用来抵御炎热。脏腑正处于一种外阳内阴的状态，所以越是炎热，就越得少喝过于冰凉的饮料，否则寒凉之气会趁虚而入消耗元气，损伤脏腑。

芒种这个节气是敏感阶段。您如果细心留意就会发现，往往天气越热，腹泻发生越多。这多是过食寒凉的结果，所以饮食上您要格外注意。

但这段时间也正是祛寒的最好时机，中医有个观点叫"冬病夏治"。此时阳气最盛，所以您可以利用充足的阳气来排除体内的寒湿。有句老话叫"冬吃萝卜夏吃姜"，还有一句叫"上床萝卜下床姜"。平时喝口凉水或沾点凉，胃就疼或不舒服的朋友，可以在早晨起床后嚼一两片姜以祛寒，同时配合练习"温胃诀"，就能很好地改善。

"温胃诀"治胃病，治一个好一个

"温胃诀"由三个手法组成，分别是点中脘、开四门、揉心窝。

中脘穴在身体正中线的任脉上，肚脐向上4寸处。这个穴位是胃的募穴，专治胃寒、胃痛、呕吐、泄泻。**用食指和中指并在一起去点按这个穴位1分钟，中脘穴处就会有一种热热的感觉。经常点按不但可以治胃痛，还能缓解紧张、焦虑的情绪。**

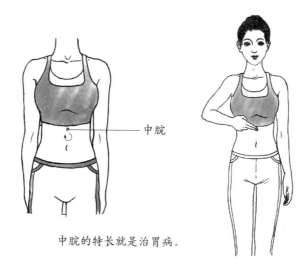

中脘

中脘的特长就是治胃病。

　　四门穴是肝经的最后两个穴位——章门和期门，左右加起来共四个，所以叫"四门穴"。这四个穴位都在乳下肋部的位置。**您用双手掌跟去推揉两肋至发热就可以打通肝胆经。**

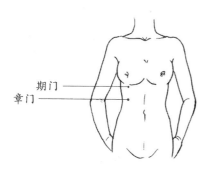

期门

章门

推四门，可有快意恩仇之感。

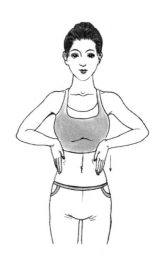

心窝也就是中脘穴以上，胸骨以下的位置。这里虽然叫心窝，其实是胃所在的位置。**将双手交叠，用掌跟在这里按揉，顺时针方向和逆时针方向各揉 36 圈以上。这样既保养了胃气，又能减轻压力，使心中畅快。**

经常练习这三个手法可以有效止胃痛、祛胃寒、养胃气。

我将这个方法教给有胃寒的学员，治一个好一个。您如果忍不住喝了很冰的冷饮而不舒服，或者有胃寒、胃疼，记得试试这个方法。平时练习可以当做保养，经常做做，像脾胃不和、没胃口、吃东西不消化、胃胀气滞，不敢吃凉，甚至各种胃病都能得到缓解。

脾胃乃后天之本，来不得半点损伤，所以您一定要懂得正确的使用方法。

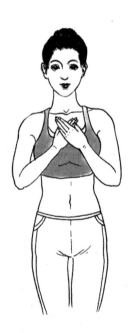

揉揉心窝也能治胃病。

很多器官有问题或提早衰老，都源于我们没有按正确的方法来使用它们。每个脏腑都有它的能力范围，如果超过了这个范围，它就会出故障。所以要想获得健康，您就要用心去读身体这本"使用说明书"。正确使用，才会收到身体给予您的回报。

每个女人都想纳入怀中的妇科养血第一方

早衰是血虚造成的

好朋友小林打电话跟我说："迷罗，快救救我姐吧。她去相对象，见一个吹一个。这不，昨天一赌气居然发誓终生不嫁了，可把我爸妈给愁坏了。"

我听了有点丈二和尚摸不着头脑："小林哪，这事我可帮不上忙，找婚介所可能管用。"

小林赶紧解释："这事呀，就得找你。我姐明明才三十出头，看上去却像一个四十多岁的人。最近脸上开始长斑，脾气也越来越暴。你赶紧给想想办法吧。"

我去小林家见了他姐姐，林姐果然一副营养不良的样子。面色发黄没有血色不说，皮肤也松垮垮的，眉头总是紧锁着，也不爱说话。

我替她把了把脉，脉象细弱无力。我就跟她说："你这种状况，病根出在血虚上。你是不是平时会头昏眼花、乏力，感觉比以前变懒了，手脚有时会发麻，月经越来越少，还总是失眠？"

林姐使劲地点点头。

"气为阳，血为阴。女人是属阴的，所以要靠阴血来滋养。女人的阴血不足就相当于花瓶里的水不够了，花儿会渐渐枯萎凋谢。要想让花儿重新娇艳起来，您就要给花瓶里添些养分。林姐呀，对于你来说，补血是第一大法。"

善养血，您就永远貌美如花

"妇女以养血为本。"女性要是不善于养血，就会出现面色萎黄，嘴唇、指甲苍白，四肢无力，头发枯燥，头晕眼花，乏力，气急等问题。一直发展下去，就会过早出现皱纹、白发、脱牙、步履蹒跚等早衰症状。所以女人要想不提早变成"小老太婆"，就要抓紧做好养血功课。

她连连点头："那补血吃点什么好呢，当归还是鹿茸？"

我说："补血有一千古名方叫'四物汤'，由当归 10 克、川芎 8 克、白芍 12 克、熟地 12 克组成。虽然只有四味药，可它们却是补血的完美组合。能养血活血，使营血调和，而且补而不滞，滋而不腻，被誉为妇科养血第一方。"

小林听了很是高兴："那太好了，我这就抓药去。"

我连忙说："别急，用这四味药和鸡汤一块熬，不仅味道鲜美，而且能加强补血的功效。"

另外，还有一点您要注意，这个方子最适合 25 岁以后的女性喝。在生理期前三天或是后四天喝，效果会更明显。

过了几个月，我又接到小林的电话："迷罗，我姐姐邀请你来参加她的婚礼……"

四物汤不仅补养女人血，还能改善月经不调，缓解痛经，更能防止生理机能老化。另外，它还能改善情绪，对烦躁不安、精神不宁、健忘失眠有很好的疗效，是女人的护花使者。女士们平时都可以适当喝喝以作保养。有了充足的营养，还愁您这朵花娇艳不起来？

吃得香、睡得着要靠一种技巧——"手少阴式"

饭前做做"手少阴式"，吃饭更香

在课堂上，我总是反复强调养生就是要养成好的生活习惯。我在本书中讲到的很多经络小动作都很简单，您只要把它们贯穿到生活中，养成习惯，就会在无形中收获健康。

有一次，我和一个朋友去餐厅吃饭。菜端上来了，我本能地做了一个上臂往上翻，双手落下来，在胸前合十的动作，把朋友吓了一跳。他奇怪地问："几日不见，你什么时候信起教来了？吃饭还来段祷告？"

他一说，我这才回过味来，这是餐厅，可不是在家里。我嘿嘿一笑说："这只不过是一个瑜伽动作。"

朋友一听就乐了："你这瑜伽都练得成魔怔了，吃饭都练。"

"哪里呀，这个动作能伸展到心经。中医讲'心火生胃土'。 经常练一练这个动作，吃饭更香哦。"我说道。

朋友一听，马上来了精神，非要我教他，我就带他一起练。

"先把双手合十在胸前，然后两个手掌向外侧翻过来，手心向外，手背贴在一起。好，不错，两个小指头相互勾住，让小指带着手指向下、向外翻。吸气的同时把手臂向前伸直，再尽量向头顶伸展。"

"好，接下来呼气，双手慢慢地按原来的路线收回来，刚才怎么伸上去的，现在就怎么放下来。双手再回到合十的状态。"

每天中午是心经气血最旺的时候，午餐或者午休前伸展这么五六遍，心经通畅，吃饭更香，午休也更踏实。而且心主喜悦，心经通畅了，人也更开朗、更乐观。"

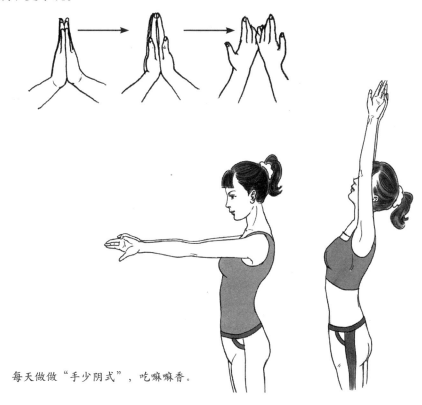

每天做做"手少阴式"，吃嘛嘛香。

学会了这个小动作，朋友每天午餐时都会做一做。坚持了一段时间，长期困扰他的烦躁和失眠竟然好了。他现在是舒舒服服一觉睡到天亮，脾气也没以前那么急躁了。

芒种时节通心经，能清凉度夏

心属火，肾属水。正常状态下，心火会下降至肾，以温养肾阳。而肾水能上升至心，滋养心阴。心火与肾水相互制约，彼此交融，身心就会安稳，这是中医里讲的"心肾相交"的状态。经常练习"手少阴式"能打通心经，使心火下降去滋养肾水。所以经常做这个动作，您会睡眠安稳、精神平和。

但在芒种时节，天气炎热，气血旺于心经，正是心火旺盛的时候。如果"保养不当"，很容易使心火太过亢盛而失去心肾之间的平衡，从而出现心烦、失眠、心悸、多梦、遗精等问题，这便是"心肾不交"的现象。在这个节气，多去做做"手少阴"式，您就能安安稳稳地度夏。

到了夏至节，滋阴养肾不能歇

夏至是酷夏已至的意思。这是热季的第三个节气，前段时间的酷热您领教过了吧？那只是小菜，大餐还在后面呢，古时候每到这个节气，文武百官都要放假三天，以避夏日酷暑。所以您要做好充分的防暑准备。

俗话讲，冬至一阳升，夏至一阴升。这两个节气都是阴阳转换的阶段，夏至白天最长，白天属阳，夜晚属阴。这就代表夏至的阳气最为旺盛。阴阳有一个规律，就是物极必反。一方盛到极点就会向另一方转化。所以从夏至过后的第二天开始，阴气要发芽了。

这和种子发芽是一个道理，种子在发芽的时候最脆弱。所以您一定要小心呵护，不要把阴气掐死在摇篮中。那怎么养护呢？

食阴以养阴，您可以通过多吃鸭肉、冬瓜、莴笋、生地、百合、紫菜、鸽蛋、番茄等属阴的食物来滋补。另外，夏天对应心，心脏对应着喜悦，尤其在这夏阳极致的节气上，迷罗建议您一定要多看喜剧。

白天为动、为阳、为消耗；晚上为静、为阴、属修养。此时，您体内的阴气刚发芽，不下点功夫来培养是很难长成"参天大树"的。所以调养生息、保持好睡眠就从这个节气开始吧。实在不是我吓唬您，在节气上熬一夜相当于平时熬三夜。而在这么重要的节气上熬一天至少相当于一个礼拜。

夏至滋阴养肾最佳处方：

经络方：双手反复推腰部。

食疗方：生地煮后滤药渣，和粳米、百合、枸杞、枣仁、大枣同煮。

瑜伽方：睡前泡脚听音乐；睡时揉关元；醒后揉小腹，做腹式呼吸。

有了"玉带"护腰，后天健康就有了保障

通经络的最好办法是"玉带环腰起元术"

到夏至，天气明显闷热了起来。学员史大哥发来短信：老师，头晕、恶心、发热，疑是中暑，速求解决之方。

我赶忙回信息叫他喝几支藿香正气水，然后沾水拍打肩窝、肘窝和大椎的位置，以散暑热之气。过了一会儿，他打来电话说好多了。并问我怎么一同出去的几个人都没事，就他中暑了呢？

我跟他说："每个人的体质不一样，暑热之气也是挑人的。它喜欢接近三种人：一是本身火气就很大的人，火上加火，炎热攻心就中暑；二是体质虚弱，不能耐受高温的人；三是体湿之人，外在炎热之气蒸动内在湿气，也容易中暑。"

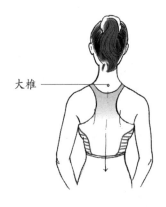

大椎

大椎穴也能为治中暑贡献一份力量。

他恍然大悟："这就难怪了，这段时间，我一直感觉体内湿气较重，身上也总是起些湿疹。那有什么办法治吗？"

我说："不急，只要经络通畅，体内的热气就能及时排除体外，不至于

淤积在某一处，所以你要常通经络。而通经络有一个最好的方法就是打通带脉的'玉带环腰起元术'。"

腰带那一圈的位置正好是带脉的所在，在古代，它被称为"玉带环腰"。带脉是比较特殊的经络，属于奇经八脉。其他经络都是竖着走的，唯独它横着绕腰走一圈，就好像一个木桶的箍，能起到收束整体经络的作用。

"玉带环腰起元术"，祛"游泳圈""将军肚"

有很多女性别的地方都还可以，唯独腰上堆积了不少的脂肪，远远望去好像腰上别了一个游泳圈。其实这是因为带脉之气不足，收束不住其他经络了。在这段时间里，您要多去推揉这条经络，以帮助通畅十二经，消除肠胃积热。

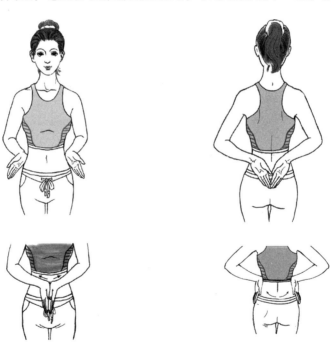

"玉带环腰起元术"，健康细腰此中求。

"玉带环腰起元术"怎么做呢？双手合十，指尖向前，掌跟顶住肚脐用力向两侧推，推到腰的两侧时，手背与后腰的命门穴（肚脐跟后腰正对的位置）

相对。从命门穴开始，手背向腰两侧推回来。反复推 5~10 分钟，最好推到带脉发热为止。这样能有效打通带脉，畅通整体经络，起到一通百通的效果。

　　一个夏天做下来，史大哥果真再也没有中暑，更意外的是，他那将军肚也平下去了。带脉有了收束之力，腰腹之间就像有了一个保护圈，这一圈时常热热的，冷风凉气您都不再怕吹了。有了这个"玉带"护腰，健康又多了一份保证。

　　您看，调节经络的效果多么神奇，一个小动作就可以解决大问题！这个"玉带环腰起元术"随时随地都可以做，我把它称为"电视操"。您看电视的时候推一推带脉，既不耽误看节目，又能通经络、舒活腰部气血，真是娱乐养生两不误。

 ## "六味地黄粥"，尽孝最贴心

肾中用，您什么都中用

　　我的好朋友陈思有天找到我说："迷罗，我最近手心、脚心冒火，很热。真奇怪，以前没这毛病哪！这还不说，我耳朵也老是'嗡嗡'地响，我不会得什么病了吧？"

　　我给他把了把脉，感觉脉象细弱偏快。于是，我就说："你除了手心、脚心热，心口是不是也发热，还莫名其妙地烦躁？另外，你是不是还有这些症状：一天喝好几杯水还是特别渴，腰酸腿软没什么劲，做什么都没精神，晚上睡着了会出一身汗，早上起来就不出汗了，小便黄，大便干？"

　　他听完后，连连点头说："嗯，每一条都对我的症状。"

　　我笑着说："这说明你没什么大病，就是肾阴虚。阴虚，阳气自然就旺，阴虚火旺容易产生内热，所以你两手心、两脚心加心口五个地方才热，这就叫'五心烦热'。有的人则会出现失眠、早泄、遗精的症状。如果是年轻人，就情绪烦躁，看这也不顺眼，看那也不称心，总要和别人吵一顿才舒服。要是年龄大的人就容易脱发，或者刚到50岁，头发就白了，耳也背了，牙齿松了，眼睛也花了。所以人老了，肾阴肯定虚，肾中用就不会老！"

"听说'六味地黄丸'专治肾阴亏虚？"

吃"六味地黄丸"不如喝"六味地黄粥"

我赞许地说："可以。不过，你还是不要吃了，是药三分毒。再说药补不如食补，药食同源嘛！你吃'六味地黄粥'吧。去药房买15克生地（地黄）放锅里煮半个小时，把药渣滤掉。再加粳米100克、百合25克、枸杞一小把、枣仁10个、大枣5颗，一锅煮。大概半个小时后，一锅香喷喷，让你流口水的药粥就做好了。"

只见他若有所思："那我把这些原料都买好，让我妈也别熬白米粥了，直接熬'六味地黄粥'。他们吃了，肾精充足，永远不会老，我还尽了孝心呢！"

是啊，爸妈操劳了一辈子，做儿女的谁不想多关心他们一点啊。可是，大家平时早出晚归的，根本没空陪他们，结果一拖再拖，然而行孝不能等。从现在开始，每天早晨出门时，或晚上回家后，为他们熬一碗"六味地黄粥"吧。

 睡得香，寿而康——"睡瑜伽"法

会吃不如会睡

夏至这天，一大早就有朋友打来电话说："早就听说冬至和夏至是锻炼的最佳时机，咱们这会儿应该练习什么呢？"

我说："夏至是阴阳转换的节气，阳气盛到极点，阴气开始萌芽，所以在这个节骨眼上，你一定要精神安稳、不急不躁，不过度劳累，不熬夜。此时最重要的养生功课就是睡'子午觉'。"

他一听："这我知道，就是中午11点~1点，晚上11点~1点。"

"是呀，一进入夏至，中午尽量午休，但时间不用太长，睡上半小时就可以培阳生阴。晚上要在 11 点之前休息，可以养阴生阳。在这个节气，你只要把'子午觉'睡好了，就是最好的保养方式。但你可别小瞧这睡觉，其实未必谁都会睡呢，'药补不如食补，食补不如神补'，只要会睡，就比吃什么补品都强。"

他听得有点迷糊："睡觉是人的本能，谁还不会睡觉呀？"

我笑着说："此'睡'非彼'睡'，我这个'睡觉'指的是练瑜伽，能在睡梦中补足元气、打通经络，让你一觉醒来神清气爽、精力充沛。是一套不练自练，无为而为的上乘大法。"

其实，这门"睡瑜伽"倒也不难，只有三句口诀：睡前静一静，躺下揉一揉，醒来收一收。

睡前泡泡脚，听听音乐

睡前，我们的大脑总保持着白天的思维惯性。躺在床上，脑海里就跟过电影一样，静不下来。心乱则神不安，这样很难入睡，即使睡着了也是浅睡眠，晚上有做不完的梦。这样反倒比不睡还累，所以要睡前静一静。

睡前用温水泡一泡脚，放上一段舒缓美妙的音乐，使精神放松下来。保持身心安适的状态，就能为练习"睡瑜伽"打好基础。

睡时揉关元可快补气血

身体放松了，心也静了，您就躺下来揉一揉小腹。肚脐向下四个横指的位置是关元穴，人晚上睡觉的时候，气归于关元穴以生养调整。**您睡前按顺时针方向、逆时针方向各绕肚脐揉 100 圈以上， 直至把小腹揉到发热，可以使气血更好地汇聚于关元穴。**

这样，您的身体就处于经脉通畅、百气归元、身心安适的状态。在这样的状态下入睡，就能最大限度地调动人体经络的自我修复功能，把白天消耗的能量给补充回来，把淤滞的经络疏通开。

睡得越深，这种自我调整的能力就越活跃，经脉就越畅通，气血就补养得越充足。睡一觉醒来，身体像泡了一次温泉一样舒服，全身气血已养足到够您全天都精力充沛。

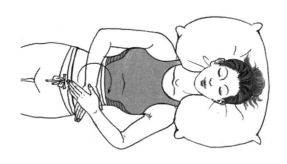

让您像"睡美人"一样睡得香甜的瑜伽大法。

醒后揉小腹，做腹式呼吸

养生运动都是有始有终的，有练功就要有收功。所以**您早晨醒来后，不要着急起床，再来揉一揉小腹，然后把双手放在肚脐上做几个腹式呼吸**。这样就相当于整个晚上都在练习瑜伽。没有做太多的动作，却打通了经络，这实在是不可多得的睡觉养生大法。

朋友听了激动不已："睡觉时都能养生，那是想不健康都难呀！"

后来，我再见到这位朋友的时候，他已升职为公司一个重要部门的经理。他说有了这套"睡瑜伽大法"，每天早晨起来后，人就像充了电一样，满是精力和自信。而且思维也更加清晰和敏捷，与客户谈判十拿九稳，工作上运筹帷幄，似有神助。这让领导对他十分器重，同事们也纷纷向他讨教改变的秘诀。

小暑温风至，舒心调颈肩

小暑已是炎热袭人，最高气温可达40℃。农谚有云："小暑温风至。"从这个节气开始，天气就不会凉爽了，风中都带着热浪，这正是伏天的开始。在这么热的天气下，"蟋蟀居宇，鹰始鸷。"意思是蟋蟀都躲到墙角去凉快了，而老鹰也飞到清凉的高空中避暑去了。您也应该采取行动，注意防暑避热，不要受暑热所伤。

在这个时节，您要注意吃些清暑解热的食物，如豆芽、菊花、绿豆、荷叶、百合、薄荷等。夏气通于心，小暑正是三九天，心经气血旺盛，和它相表里的小肠经也会跟着气血旺盛起来。

小肠经走肩膀，以擅长调理颈肩问题著称，被称为"肩脉"。所以，凡是颈椎有不适、肩周有问题的朋友要抓住这个好时机来调理了。

小暑调肩颈的最佳处方：

经络方：手心向自己，让双手的小鱼际相互砍。

食疗方：开水泡桃花7朵，待水温后将10滴蜂胶混在蜜里搅匀、兑入。

瑜伽方：每天坚持练习"瑜伽山式"。

用"铁砂掌"治颈肩病，肩到老都没问题

小区门口有个卖煎饼的阿姨，我经常去她那买煎饼，这一来二去就熟了。然而最近一段时间我都没有见到她。这天在小区散步时见到了她，一打听才知道，她是肩周炎犯了，胳膊都抬不起来，更别说摊煎饼了。

原来是这样，我赶紧跟她说："我教您一个办法吧，一招'铁砂掌'专门治疗肩周炎。"

她一听就笑了，"嗬，孩子，知道你为阿姨好，可也别拿我老太婆开玩笑呀。肩周炎跟什么'铁砂掌'怎么会有关系？"

我说："我教您的这个'铁砂掌'呀，是肩周炎的'克星'，而且练法也简单——**把手抬起来，手心向自己，然后让双手的小鱼际相互砍。**您别看这招简单，作用却不简单呢。"说着，我就教她做了起来。

阿姨一边跟我做，一边嘀咕："这么砍手就能治肩周炎？"

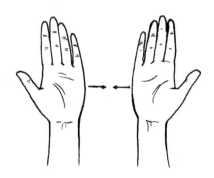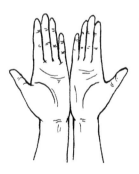

"铁砂掌"专克肩周炎。

我抬起她的胳膊，用手指着她手臂外侧说："阿姨您看，我们的小指外侧一直到肩膀走的是小肠经，小肠经专门调节肩膀的各种问题，很多医家称它为'肩脉'。在我们老家，很多武师练'铁砂掌'就是用手的这个部位去砍沙袋，结果到老，肩膀都没问题。"

阿姨这回是感激的笑了："一天要砍多少次呢？"

我告诉她，时间不限，有空就砍，尤其在下午 1~3 点气血流注于小肠经的时候，砍够 200 下，这样效果更为明显。

一个星期后，我出门买早餐时又闻见香香的煎饼味了，我跑过去问阿姨的情况。她感激地说："就这么几天，肩膀就好很多了，你那招'铁砂掌'还真神。这么砍一砍，肩膀就不疼了，而且心情也比以前好多了。"

小肠经起于小指，沿着手臂的外侧后缘上绕至肩胛处，所以它能调理颈肩问题。同时，它还经过面颊，所以刺激小肠经还能减少两侧颧骨的斑点和鱼尾纹，缓解口疮、咽痛等问题。它最后止于耳屏前方的听宫穴，因此，耳聋、耳鸣、听力下降等问题也能通过它来改善。

一招"铁砂掌"，虽不能开砖碎石，却可以调节小肠经所涉及到的各种问题，真是小方法有大功效。其实，这些顽疾何尝不比砖石更难对付？

喝了"蜂灵桃花茶"，皮肤都能掐出水来

老同学家经营蜂产品。这天，他邀请我去他的养蜂基地参观。一进山，我就发现山中的男女老少个个都透着一股灵气，精神十足，让人不由得感叹这蜂蜜养人。

参观过后，大家在树下饮茶聊天的时候，我就疑惑地问起来："为什么村里人个个都这么精神？"

老同学听到后爽朗大笑说："哈，这蜂蜜集百花之精华，是养人的第一灵物。蜂农们世代流传下来一个秘方，男人喝了身体强壮，保养前列腺。女

人喝了养得皮肤能掐出水，比什么化妆品都好使。老人喝了不知道什么是高血压、高血脂。这个宝贝，瘦人喝了能排毒，胖人喝了能减肥，功效说上三天三夜也说不完哪。"

听他这么一说，大伙的好奇劲都勾上来了。他叫老婆拿出这秘方茶来款待大伙。晶莹剔透的茶水中飘着数朵小花，芬芳香甜，口感独特。一杯喝下去，顿觉神清气爽，大伙纷纷向他讨要秘方。架不住大家的软磨硬泡，老同学只好如实交代。

那小花原来是桃花，更加重了蜂蜜香甜的味道，那独特的口感则来源于蜂胶。这三样搭配虽然简单，却称得上绝妙。蜂胶主要由树胶和蜜蜂的分泌物混合而成。狭小的蜂房里，几万只蜜蜂拥挤在一起不会生病，全是蜂胶的功劳。

蜂胶是蜜蜂家族的"保护神"。它具有抗菌、消炎、抗氧化、增强免疫力、降血糖、降血脂、抗癌等多种功能。结合桃花通下利水、蜂蜜补中益气的作用，这"蜂灵桃花茶"就是高血压、糖尿病、高血脂、肥胖、脂肪肝患者最好的排毒饮料。

先用开水冲泡桃花7朵，等水温了。将10滴蜂胶混在蜜里搅匀，再兑入水中。一杯清香可口、**排毒保健的"蜂灵桃花茶"就好了。**小暑时节，给家人泡上一壶，就能帮大家净化血液，消除闷热伏天给身体带来的毒素和炎症。而且，它还是色、香、味都绝佳的避暑凉茶。

从小暑开始就进入三伏天了，这时是最闷热难熬的日子。炎热会助长体内的火热、湿热之气，家人难免烦躁。适时地奉上一杯清爽香甜的排毒凉茶，让家人每一口都能喝出健康、喝出关爱。

治颈椎病最见效的"瑜伽山式"

一天晚上，在回家的地铁里，我正闭目养神，突然被人敲了下肩膀。抬头一看，是位50岁左右的阿姨。原来她一直都有关注我的博客，而且跟着我博客上的养生功课练习了一年多，收效很大。她的家人也因此而受益，她老伴的高血压就是通过我讲的"踩擀面杖"这个方法治好的。她女儿生完孩子后，体重曾经达到 180 多斤，通过练习我教的"互动拳法"，现在体重已经保持在标准范围之内。

这位阿姨很健谈，滔滔不绝地讲起她每日的养生功课是怎么做的。眼看还有两站地就要到了，阿姨还是一副意犹未尽的样子。

"迷罗老师呀，我还有好多问题没问呢，遇见你一次很不容易。我这颈椎病都好几年了，脖子老疼，头晕，手还发麻。脊椎现在变形得厉害，背跟着都有点驼了。您有没有什么绝招，再教给我一些？"

"我有一个姿势，超级简单，每天只要几分钟，就能改善颈椎病。在瑜伽里面叫'山式'，就是像大山一样屹立不动的体式。"我说道。

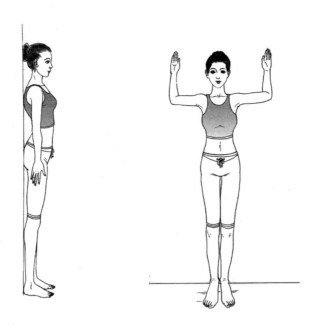

能让您像山一样挺拔的"瑜伽山式"。

地铁有一面门是不开的，这里正好构成一堵平面的墙。我让阿姨靠在"墙"上，**双腿并拢，脚的内侧贴合在一起，两个脚跟靠在墙上，收臀、收腹，下巴稍微内收一点。简单地说，就是让整个身体的后侧充分地贴合在墙面上。然后双臂张开平展在两侧，弯曲肘关节，使大小臂构成 90 度角，腕、肘、肩也都充分地靠在墙上。**

阿姨半信半疑地说："这个动作也太简单了吧，真的会有效果吗？"

但我马上就要到站了，来不及多讲，就嘱咐她每天至少做两次，每次尽量保持长一点时间，一般在 5~10 分钟以内。说完就匆匆跟她告别了。

有一次，我打开博客时看到了一条新的留言：迷罗老师，十分感谢。想不到一个简单的"山式"居然有不简单的效果。症状已有明显改善，手不再麻了，背也挺直了很多，脊椎开始有力量了，我会坚持下去的。

"山式"虽然简单，却好处多多。脊椎两旁的肌肉就相当于它的松紧保护带，这两条"带子"越有弹性，就越能保护好脊椎，使它不变形。但现在，由于人们工作时长期保持一个姿势，使这两条"带子"处于持续紧张的状态。慢慢地，它的弹性就会降低，甚至消失，从而失去了对脊椎的保护作用。

在两臂张开，充分贴墙的过程中，腰背部和颈椎两旁的肌群都能得到很好的锻炼。这样能增强它们对脊椎的保护作用，从而促进颈肩部的血液循环，缓解颈椎不适。

脊椎是压力之源，当脊椎变形或者疲劳的时候，它就会通过神经影响到全身，让您产生疲劳和压力感。

我有一个同事就是这样，总感觉疲劳，有沉重的压力，像被压得喘不过气来一样，甚至对工作产生了逃避心理。

后来，我教给了她这个方法，她的脊椎改善了，压力也减轻了很多，人又开始积极起来。这么简单的一个动作，在您平时看电视、工作累了的时候就能做，所以您有空就站起来试试吧。

第五章 Part 5

大暑立秋好驱寒，处暑白露忙祛湿(雨季)

大暑万物荣华，冬病插翅难逃

立秋去通膀胱经，清热排湿显年轻

谷到处暑黄，家家户户祛湿忙

白露勿露身，早晚要叮咛

大暑万物荣华，冬病插翅难逃

　　大暑到了，这是一年里最热的节气。《管子》中说："大暑至，万物荣华。"此时虽然最热，却是万物生长最繁华的时节。

　　有朋友说，我可受不了那份闷热，真盼着天气反反常。我说你可别这么想，大暑若不逢酷热，必定三冬多雨雪。大暑不热，就会打乱接下来的气候，所以为了能享受到春暖秋凉，您就要耐心过大暑。

　　其实，您细心去感受就会发现除高温外，这个节气更给我们带来了生机和活力。

　　大暑将以它至盛的阳热之气来温通您的每一条经络，驱除长久以来困扰您的寒湿邪气。所以一到冬天就手脚冰凉、怕冷的朋友要赶紧加入我们过大暑节的行列，因为这正是"冬病夏治"的最好时机。

大暑祛寒最佳处方：

经络方：每周用朱砂掌在膝关节的内外两侧用手掌连续拍打数次。
食疗方：把切得细细的姜丝用开水闷泡，水温后兑入蜂蜜，早晨喝。
瑜伽方：每天坚持练习"瑜伽幻椅式"。

在大暑用"朱砂掌"治关节炎，想不好都难

这天，我下班早些，想起邻居李大妈有关节炎的老毛病。现在是大暑，正是"冬病夏治"的好时机呀。于是我敲开了李大妈家的门。

"大妈，您的关节好点没呀？"

大妈无奈地说："哎，好不了了啦，这两天总是下雨，这关节正疼着呢，可折磨死我了。"

我赶忙扶她坐下，说："大妈，我今天来呀，就是给您治腿病的。"

大妈听了眼睛一亮："这多年的老毛病还能治？"

我笑着说："嗯，能治，但这病啊，不是我给您治，而是老天给您治。"

看着大妈不解的表情，我接着说："在大暑这个时节，阳热之气最盛，正是祛除体内寒湿的最好时机，这就叫'冬病夏治'。"

"我这关节炎有好多年啦，一到阴天就犯病，吃什么药都不管用。你要给我治好了，我非送你一面大锦旗不可。"

"呵呵，要大妈送锦旗可不敢当，咱们先说说您这个病。治您这个病啊，就是有点痛，您得忍着点。"

还没等我说完，大妈就把裤腿向上一撸，说："再疼还能疼过我犯病的时候？你就放心治吧，这条老腿交给你了。"

于是，我就运用"朱砂掌"在大妈膝关节的内外两侧用手掌连续拍打。

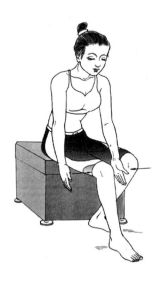

"朱砂掌"治疗老寒腿有高招。

不出 5 分钟，她的膝关节上就凸起一个个紫黑色的痧包。我说："大妈您看到没，这就是您关节里的寒湿呀。"

接下来，我在大妈两个膝关节上各拍了 10 分钟，又出了很多的痧点、痧包。大妈唏嘘不已。看着大妈的样子，我笑着问道："大妈，我下手重，疼不疼啊？"

大妈直摆手："不疼不疼，要不是你呀，这些东西都出不来呢。现在，我关节这个地方热热的，两条腿好久没这么舒服过了。"

说着，大妈起来走了两圈，惊喜地说："呵，就这么一会儿，膝盖舒服多了，腿脚有劲了，心里边也痛快了很多。这是什么绝招？"

我欣慰地说："我用的这一招是**中医的拍痧疗法**，专门活血化瘀通经络。**大暑天气热，气血循环最快，利用这时的阳气来祛寒，那是想不好都难。**"

大妈连连竖起大拇指："这老祖宗传下来的样样都是宝贝呀。有了这个绝招，我这个老寒腿算是有救了，这一年就得省出一大笔医药费呀。"

我嘱咐大妈等痧包下去以后，每周拍打一次。坚持拍下来，把关节内淤积的寒气排干净了，腿脚自然就灵活了。

 # "冬病夏治节"可以这样来过

大暑是一年中最热的节气，这个时候，阳气最盛。虽然此时的高温让人难以忍受，但是，有些一到冬天就容易发作的慢性疾病可以在这个时候得到很好的治疗。比如说慢性支气管炎、肺气肿、支气管哮喘、腹泻、风湿痹证等阳虚证。这就是大家都很熟悉的"冬病夏治"一说。所以我在这里也不多说了，直接提供您两种大暑时节的保养方案。

先请您看一段口诀：

冬天怕冷手脚凉，吃喝喜温不喜冰，舌苔偏白身无力，小腹冷痛月经迟，若有以上几症状，便是体质偏寒凉。大暑之上阳气足，最能引热把寒除，以阳助阳是妙法，冬病夏治一丸汤。一丸金匮肾气丸，一汤蜜水泡生姜，早上一汤散体寒，晚上一丸温肾阳，大暑节上勤保养，迷罗祝您永健康。

蜜姜茶的做法及效果

做蜜姜茶的时候，您一定要把姜丝切得细细的，用开水闷泡。等水温了以后再兑入蜂蜜，而且要在早晨喝。俗语讲，"上床萝卜下床姜"。利用早晨的阳气升发之力来祛寒，效果会更好。要注意的是，您如果火气不是很大，就可以不喝，或者在大暑上喝一次做为常规保养就可以。

"金匮肾气丸"是补肾的最佳选择

金匮肾气丸，药店都会有，它常用来补肾阳。大暑正是阳气盛到极点，阴气渐生的时节。这个药方以少量温阳补火的桂枝和附子，加上滋阴益精的地黄，能阴中求阳。再加入泽泻、茯苓等通散之药以泻助补，能补得更顺畅。若是寒症表现得比较明显，您就早晚各吃一丸，连吃上大暑一个节气。如果症状不明显，那您在大暑当天吃一丸就好了。

在这炎炎夏日，您心中之火是以清泄之法泄掉呢，还是以转换之法利用起来，相信您现在会有一个明智的选择了。

 # 老年有"靠山"，腿脚不再酸

五脏六腑的营养不足了，腿脚就没劲了

俗话说，人老腿先老。这人一上了年纪，无一例外的，腿脚都有些毛病。其中，膝关节酸痛是最常见的老年病。

我姨妈今年60多岁了，这天她忧心忡忡地找到我说："我这个膝盖最近总是疼，腿脚也使不上劲儿，都快走不动了，看来我是老了。"

我说："姨妈，腿脚的力量是靠我们五脏六腑的营养供给的。这人老了，五脏六腑的'岁数'也大了，气血也虚了，提供的营养不足，我们的腿脚就会没力气了。"

肝藏血，腿脚有了血的供应就能走路；足为肾之根，肾精充足，腿脚就灵活；脾主肌肉，脾胃功能好，腿脚自然就有劲。

要想腿脚永远有劲，您就要加强下肢这几条经络的锻炼。太极拳就很重视这一方面的练习，几乎每个动作都会锻炼到腿。所以经常打太极拳的老人家，腿脚都不错。

大暑练腿脚，走路一身轻

瑜伽里面有很多体式类似于桩功，比如有一个比较简单的动作叫"幻椅式"，很适合老人家练习。于是，我赶紧教姨妈来练习，就是在站立的状态下，

双腿打开一肩宽，然后慢慢向下弯曲。想象着臀部下面有一张椅子，而您正坐在上面。

姨妈马上照着做了起来。

"还真是挺简单的，可就是太累，根本坚持不了几秒钟呀，这怎么会有效果呢？"

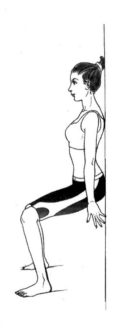

坚持练习"幻椅式"，让您挥别双腿酸软的日子。

我说："不着急，咱们调整一下，让您站几分钟都没问题。"

她半信半疑地跟着我走到墙边，我让她靠在墙上再来练习这个体式，果然稳当了很多。

我问道："换成靠墙就应该叫'靠山式'了，这下好多了吧？"

"确实不累了，可这还能有效果吗？"

"您别着急呀，这是比较柔和的练法，不会马上有感觉，您再坚持一会儿试试。"

这样保持了 1 分钟，她觉得腿开始吃力了。又过了 1 分钟，我看见她的腿已经有点抖了。我问她什么感觉。她回答说："哎呀，很累，但我还能坚持。整条腿热乎乎的，尤其是大腿上侧。"

"呵，这就对了，每次练到腿部发热，腿上的经络和肌群就能得到刺激。大腿上侧是股四头肌，这块肌肉强壮，就能很好地保护膝关节。而且膝盖这里也是胃经经过的位置，所以胃经强壮了，关节就有劲了。像这样的动作，您每次坚持练习 5~10 分钟就可以了。"

姨妈听我说完，缓缓地站了起来说："真不错，双腿就像注入了一股力量似的。哈哈，看我再来！"

几个月来，姨妈每天都会做上三四次。现在，她的腿脚灵活了很多，膝盖也不疼了，走起路来就好像脚底生风一样，逛街的时候比儿媳妇都有精神。

这个体式每个人都能做，您也不妨全家总动员一下。而且，它还很适合年轻人，尤其是那些追求美腿的女性。

立秋去通膀胱经，清热排湿显年轻

盼呀盼呀，终于熬过了闷热的大暑，立秋就像回娘家的小媳妇似的姗姗走来了。

雨季的四个节气，大暑与立秋是暑湿合伙肆虐的时段，又闷热又潮湿。而后面的处暑与白露则暑邪逐渐退去，剩下湿邪孤军奋战。所以现阶段正是暑湿两个邪魔猖獗的时候，您一定要积极做好清热排湿的功课。

说起清热排湿来，有一条经络可谓是"主力军"，那就是膀胱经。在立秋时节通一通膀胱经，能排除长期堆积在体内的湿与热。方法有两种，一是刮痧；另一种是通过"摇篮式"来提升膀胱经的积极性，再配上喝"鱼腥梨汤"，它们就是清热、排湿、抗病菌的"无敌三剑客"了。

现代科学证明，刮痧可以扩张毛细血管、促进血液循环、增强汗腺的分泌能力，对治疗高血压、中暑、肌肉酸疼等症状都有立竿见影之效。经常刮痧，能补养精气、解除疲劳、增强免疫力。

所以这个时候，您要抓紧行动起来，清理掉体内的热毒火气，清清爽爽、舒舒服服地度过炎热的夏日，过好"刮痧清热节"。在此，迷罗祝愿每一位朋友都能远离亚健康，收获属于自己的健康之果。

立秋排湿最佳处方：

经络方：找一把汤勺在背部刮痧。

食疗方：鱼腥草、白梨和冰糖一起炖汤喝。

瑜伽方：每天练练"摇篮式"。

立秋时节刮刮痧，个个活过八十八

立秋为什么要刮痧

立秋那天我就没闲着，早上刚起床，楼上楼下的邻居们就来敲门。

同楼的李大妈第一个抢步进门。进门就说："迷罗呀，帮你大妈刮个痧。"楼上的张大叔、楼下的吴阿姨也都陆续进来了。

"迷罗呀，我们是看了你的博客才来的。这叫'近水楼台先得月'。今天你得受累了，我们这把老骨头都等着你给刮刮毒呢。"

"好，今天我们就一起过个'刮痧节'。"

我抡起了膀子，一上午刮了七八个人。眼看张大叔是最后一个了，门口又传来居委会张阿姨的大嗓门："哎呀，你们都抢到我前头啦……"

她一进门，看见屋里这么多人，有点不好意思地说："迷罗，知道今天要刮痧，我们居委会那帮老大姐早就准备好了，说排队来你这。谁知道你这么忙，我们也不落忍啊。不行，你得教教我，我回去给她们刮。"

我高兴地说："那敢情好，您愿意学，我就愿意教。别看刮痧这个方法不起眼，它在咱们日常生活中是很实用的呢。一人学会，全家都会受益，通经络、排毒、祛火气，样样都行。"

我带张阿姨走到趴在沙发上的张大叔跟前，开始讲解方法。

"刮痧其实很简单，在家的话，**您找一把喝汤用的小瓷勺就能代替刮痧板，再准备一点点橄榄油就可以。一般最常刮的部位就是后背部脊椎的两旁，这里是肌肉最厚实的部位。膀胱经是向下走的，所以刮痧一般都是自上往下刮。刮的时候，您要把整个后背分成上中下三段。先刮上段，然后是中段和下段，每一段都从左边刮起。**"

"好，**先把橄榄油涂在背上，能起到润滑的作用。然后握住勺柄，把勺子的边缘按在要刮的部位上，用点劲反复刮就可以了。一般每条线刮上15~20遍。**"我带着张阿姨来回比划着。

张阿姨的学习能力很强，才一会儿功夫，手法就熟练了。最后，张大叔就当起了模特，我让张阿姨边实习边练手，刮的效果很不错。

经常刮刮痧，活过八十八

一般情况下，刮拭过后，健康的身体是不会有痧出现的。那些呈鲜红、深红、紫红甚至黑红的痧点、包块代表了血液里面毒素的沉积。痧点颜色越重，反映您体内的毒素淤积越重。

俗话讲，"经常刮刮痧，活到八十八"。刮痧能把这些黏积在血管壁上的垃圾和废物排出体外，可以说每刮一次痧，体内的毒素就减少一部分，血液就得到了净化。

毒素在生活中很常见，比如说蔬果上的农药残留物、电视电脑的辐射、汽车尾气、工作压力、生活不规律、情绪波动等等，这些都是毒素的来源。当您近期总是感觉身体疲劳、沉重，睡眠不好，排泄不畅，提不起精神，情绪低落时，您可能已经"中毒"很深了。这时，您要抓紧调理，刮一刮痧就能帮您打通经络、清理血液。

血液流经身体的每一个部位来滋养脏腑和器官，当血液里沉积了太多毒素的时候，内脏也就置身于危险的环境中了。长期被毒素"熏陶"，不得病才怪，像高血压、高血脂、心脑血管疾病、脂肪肝、各种炎症、肿瘤等都是毒素一点点堆积出来的。您要赶在疾病成形之前清理掉所有的毒素，这刮痧就"英雄有用武之地"了。

另外，当体内毒素很重的时候，情绪也会受到影响，容易暴躁、懒惰、消极、焦虑，不好的情绪又加重了毒素的沉积。每一种情绪都对应着一个内脏，情绪的波动会震动到相应内脏的气血，使毒素都往这跑。比方说怒是伤肝的，您总是发怒，肝脏震动，血液里的毒素就聚过来了。久而久之，就容易得肝炎、胆囊炎、高血压一类的疾病。一个刮痧的方法能同时清理身体和情绪两方面的毒素，何乐而不为呢？

重刮为泄，轻刮为补

毒素很重、火气很大的朋友就要重重地刮出痧来以泄掉毒素；身体虚弱的，则可以用轻点力反复刮到发红发热，不用出痧，一样可以排毒；身体没有问题的人定期刮一刮能达到扶正祛邪、防病保健的作用。记住这个原则："重刮为泄，轻刮为补，实则泄之，虚则补之。"懂得了这点，您就能靠一片刮痧板来保卫家人健康了。

"授人以鱼，不如授人以渔。"如果大家都掌握了这个方法，那是全家都受益的好事情呀。腿酸背痛了刮一刮，上火了刮一刮，感冒了刮一刮，想减肥、祛斑、治痘痘时刮一刮，可谓百试百灵，有立竿见影之效。

立秋时节的最佳排毒饮料——鱼腥草梨汤

立秋这天，我邀请了几个朋友来家中做客，并亲自下厨做了几个菜，全是立秋上的时令药膳。朋友们难得吃到这些拌着草药的菜，对这一次会餐称赞不止。

第二天，我接到了其中一位朋友的电话。她很是惊讶地对我说："昨天我因为口腔溃疡，菜都没怎么吃，那个汤我倒是喝了不少。今天一清早，我就发现脸上的痘痘下去了不少。而且上厕所也痛快多了，你那里面究竟放了什么灵丹呀？"

我告诉她，这个汤是用鱼腥草和白梨炖出来的，最能清热解毒、祛火除湿。您如果懒得炖，也可以把它们泡水当凉茶喝。

鱼腥草既是野菜，又是药材。把它的茎叶搓碎以后会有很强烈的鱼腥味，它因此而得名。它能清热解毒、利尿，还能提高机体免疫力，用东北话说就是药效"老霸道了"。一到夏天，我家的餐桌上总会见到它的影子。

到了立秋，经历了夏天的闷热潮湿，身体内积聚了很多的湿气、热火一类的毒素。每到季节交替的时候，很多人就会犯湿疹、牙痛、口疮、脸上红肿长疙瘩、小便赤痛、脾气不好、心烦失眠等，这都是湿热比较盛的表现。

一到立秋，鱼腥草就有它的用武之地了。用它来熬汤喝，可以有效地排出体内堆积的湿热。如果加上白梨和冰糖一起炖，既能清热，又能滋阴，是

立秋上再合适不过的保健饮料，也是预防秋天干燥的"必备武器"。但您一定要注意，鱼腥草不能熬太长时间，否则会破坏药效，15分钟比较合适。

立秋虽然到了，但天气依旧炎热。此时天空中的阳气在向大地沉降，所以地面上的火热之气最盛，民谚"秋老虎，热死牛"说的就是这个道理。

这时，天气的特点是闷热潮湿。在这样的环境里待久了，人就容易受暑湿、暑热与细菌病毒的侵袭，从而引发肺热咳喘、咽喉肿痛、口腔溃疡、水肿、湿疹等各种问题。一把鱼腥草就可以帮您扫清体内的湿毒，排除各种疾病隐患。

想成为全家人保健师的您一定不要忘了，在这个节气上熬一锅"鱼腥草梨汤"来关爱您的家人，就能让您胜券在握。

治疗腰酸背疼，莫若"摇篮式"

有一天，我在公园里见到了好久没来晨练的曾阿姨。我过去询问才知道，原来她去外地玩了几天，腰背有点酸疼，不敢运动了。

搞明情况，我呵呵一笑说："我以为多大事呢，腰酸背疼的话，回去让您老伴给按摩按摩不就得了？"

谁知道，她一听这话还来了气："快别提我家那死老头子了，我刚让他按了两下，他就嚷嚷累了，非让我去外面刮痧、拔罐。你是瑜伽教练，有什么好办法吗？"

看她期待的眼神，我脑海中已经蹦出了好几种相应的体式，但要说到治疗腰背劳损，最有效的就当属"摇篮式"了。

她一听这话就来了精神，展开架势马上要我教她。

"阿姨，要学这个绝招可是有时间限制的。这样，您下午三点钟来我家，我再教给您。"她看我这样说，虽然纳闷，但也不好说什么，半信半疑地回了家。

下午三点一到，我家的门铃跟报时似的响了起来。刚进门，曾阿姨就迫不及待地要我教她。

于是我赶紧把瑜伽垫铺开，让她坐在毯子的前端。**双腿弯曲，脚踩住地面，双手扶住膝盖，把小腹收紧，下巴内收。**然后让背部在地面上像摇篮一样前后滚动。

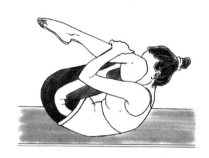

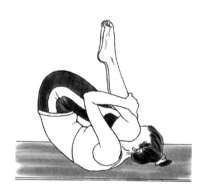

治疗腰肌劳损当选"摇篮式"。

几分钟时间，只见她额头冒汗、面色红润，还说腰背处像泡在温泉中一样舒服。她用手指了指背部，说有一股热气从背部直通到腿上。

我告诉她，这是膀胱经所走的路线，发热则说明了膀胱经气血通畅。

让她惊喜的是，这腰背一热，酸痛疲劳的感觉也都消失得无影无踪了。她练习之前背是弓着的，这会儿功夫，背就完全挺直了，可见这个体式治腰背酸痛的效果非常好。

为什么这个看似简单的"背部滚动"会有这么神奇的效果呢？因为您用背部在地面上反复滚动，就有效地刺激到了两条重要经络。一是督脉，它在背部正中线上，也就是脊柱上。督脉总督一身阳气，是阳经的"总管"。"总管"都动起来了，人体内的气血还不都跟着动起来吗？

另一条是背部刮痧和拔罐时必会刺激到的经络——膀胱经，这条经络是人体最大的排毒经，它能调节腰腿的各种问题。下午3点正是膀胱经值班的时间，您选在这个时间去刺激它，效果自然更好。

膀胱经与肾经相表里。人一老，往往就会情绪低落、精神不好、记忆力下降，干什么都没劲儿，这跟肾气不足有关。如果是这样，您可以通过这个"摇篮式"来改善肾虚的状态。"摇"上一段时间，不但能提升肾阳，更能摇出好心情。

临走前，曾阿姨止不住地感谢。我开玩笑似地问她："下回老伴不给按摩的时候，您知道该怎么办了吧？"

她打趣地说："哈哈，老头子不给按，我就自己'摇'去。"

谷到处暑黄，家家户户祛湿忙

"谷到处暑黄，家家场中打稻忙。"处暑正值秋天收获的时候。做了大半年养生功课的您，如果认真完成功课了的话，此时也该是享受"丰收"喜悦的时候了。

不过，农谚有云："处暑下雨万人愁。"意思是说，这时农民伯伯开始收粮食了，如果赶上下雨，就会影响收成。在这雨季的第三个节气上，我们的身体同样也不喜欢潮湿的气候。

这时，暑热开始减弱，但湿气还是很重。所以您的养生功课还是要不断地激发膀胱经，使它抓紧排毒祛湿，赶在天凉之前，把余毒"扫地出门"。同时您还要结合"脚趾瑜伽"以通调百络，使各条经络都活跃起来。

再适时地喝点养脾健胃的"二米南瓜粥"，通过提升脾胃这个主管粮仓的"官员"运化营养的能力来犒赏"三军"，补养脏腑，实现健康大丰收。

膀胱经称得上人体内的"保洁员"。炎热的天气就像一场狂欢的盛宴，现在晚会结束了，清洁工该上场清理垃圾了。所以此时正是膀胱经最忙碌的时候，您应多慰问一下勤劳的"清洁工"，让它好好工作，把我们的身体打扫得干干净净。

处暑排毒祛湿最佳处方：

经络方：双手交叉以掌根提捏颈肌；叩打八髎穴；拍打委中穴。
食疗方：小米、玉米、南瓜、大枣煮粥喝。
瑜伽方：用脚模仿手做"石头""剪子""布"。

身体虚，没力气，找膀胱经去

身体虚的人不适合刮痧

邻居张阿姨学会了刮痧，小区里谁有了毛病都找她刮痧，刮得多了，她也总结出一些经验来。

这天，她在小区里碰见了我，说："迷罗呀，自从在你这学会了刮痧，半个月来，我刮了不少人。有的人痧重，有的人痧浅，有的人刮完后很舒服，有的人刮完了就不好受，这是怎么回事呢？"

我笑了笑说："阿姨，每个人的体质都不一样，反应自然也不一样。毒素多、火气大，痧就重，反之则少。另外，有的人经络不通畅，不通则痛嘛。但这么一刮，经络通了，自然就不痛了，人也会舒服很多。不过，膀胱经是靠调动体内正气来排毒的，有些人身体本来就虚，没有太多正气可以调动。而在刮的过程中又会消耗一些能量，所以他就会因为虚损而表现出不得劲。"

张阿姨恍然大悟："噢，原来不是谁都能刮的呀，那像这些身体虚、没力气的人该怎么办呢？"

身体虚的人该去通三关

"刮痧只是通经络的方法之一，您如果遇上明明上火却刮不出痧来，或刮完后不好受的情况，就可以换一个方法，去敲膀胱经上的三个'机关'也有异曲同工之妙。这三个'机关'联系着整条经络，经常敲打它们，一样能打通膀胱经，起到排毒的效果，而且比刮痧还省事。"

怎么做呢？**双手十指交叉放在后颈部，以双手掌根提捏颈肌至发热。**颈部是膀胱经的上部枢纽，通畅这里可以清除头部和面部的毒素，治疗头痛、颈椎病、头昏眼花、视力下降等问题，还能增强记忆力，使人头脑变轻松。

然后双手握拳轻轻叩打尾骨以上、腰椎以下这个位置。这里是八髎穴的所在，是膀胱经中部的枢纽。刺激八髎穴可以清除上半身的毒素，改善腰背酸痛、坐骨神经痛、痔疮等问题。同时，它对治疗生殖系统，尤其是妇科毛

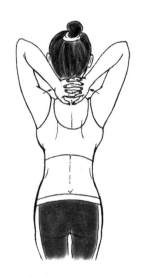

颈部的膀胱经的"枢纽"，这里通了，全身轻松。

病特别有效，是妇科要穴，专门消炎、活血、化瘀。所以女性要经常敲一敲这个位置，坚持一阵子，炎症消除了不说，人也会变得更温柔。

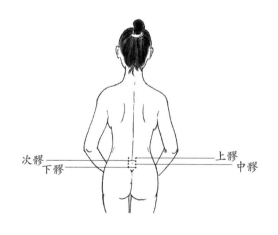

次髎 上髎
下髎 中髎

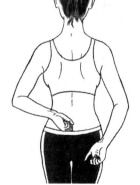

八髎穴能给女性带来福音。

最后您坐在椅子上，用手掌去拍打后膝窝的正中点——委中穴。膀胱经

是身体的排毒管道，而委中穴是这个管道上的"排污口"，经常拍一拍这个穴位能让膀胱经更好地排毒。

中医有句口诀叫"腰背委中求"，凡是腰部、背部的问题，都可以通过这个穴位来解决。经常坐办公室的人，腰部、背部或多或少都会有些问题。多敲敲委中穴，就可以通畅这些部位的气血。

膀胱经从我们的内眼角开始，沿着头顶向身体的背侧一直向下走到脚上，是一条大而宽的经络，既能防御外邪，又能起到排毒的效果。它就像一条蜿蜒的长城盘踞在我们的身体上，守护着我们，所以迷罗称膀胱经为"健康大道"。打通这条经就等于打通了我们走向健康的道路。

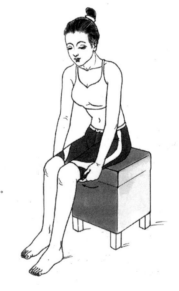

排毒、减肥，求助委中穴。

"二米南瓜粥"，脾胃最需要

疑心生百病

我有一个同事，胃老不舒服，吃什么都没胃口。跑去中医院找了个老中医看病，这一看就弄出了一大笑话。老中医觉得她就是脾胃虚点，没什么大毛病，就嘱咐她想吃什么就吃点什么，把脾胃养起来就好了。

听大夫这么一说，她就琢磨起来了：电视里边查出什么癌症晚期，医生也不好告诉患者，一般才会说"想吃什么就吃点什么"这句话。越琢磨越觉得自己很严重。

她这一瞎猜，弄得全家人心惶惶的。她爱人赶忙联系大医院，准备给她做进一步检查。我听说这事以后也吓一跳，建议她爱人先向那个老中医求证。

老中医一听，哈哈大笑说："哪是什么胃癌呀，就是最常见的脾胃虚而已。我这都没给她开药，让她多喝点粥，饮食规律点就能调养过来。"

末了，他还意味深长地加了一句："疑心生百病啊。"

知道自己真的没事，她这才舒了一口气。跟我说："都是医生那句话惹的祸，没病就没病吧，说什么不好，非得说'想吃什么就吃点什么'，害我虚惊一场。"

我简直哭笑不得："你还赖人家，在中医来讲，调养脾胃就是要通过吃点想吃的东西来补，因为'胃以喜为补'。"

想吃什么就吃什么吧

中医认为，五味对五脏，即苦入心、辣入肺、酸入肝、咸入肾、甜入脾。您近期特想吃哪种味道，就能反映出内脏的虚实来。比方说您最近特想吃酸的东西，像话梅、山楂、酸梅汤这一类的东西，就可能是因为您肝火太旺。酸味能入肝，有收敛的效果。

您如果肾虚了，元气不足，干什么都没劲。咸入肾，这时您就会本能地想吃点咸的东西来调动肾气。

"原来是这样。我最近就特爱吃甜的东西，总担心发胖，又控制不住，原来是脾想吃了，那我就多买点糖去。"

我赶忙拦住她："甘甜的味道是可以补脾，但一定要适度，否则过犹不及。吃太多糖，糖分超过脾胃的吸收范围就会化成湿浊，引起内分泌紊乱。"

人体急需黄金粥

这下她又没了主意，"那我怎么知道该吃多少才正好呢？"

"别着急呀，这里面学问大着呢。除了五味入五脏，五色也入五脏，红入心、青入肝、白入肺、黑入肾、黄入脾。黄色的东西可以养脾，像你脾虚就可以多吃一些黄色食物。我教你个'黄金粥'来养脾健胃。"

"黄金粥"就是用小米、玉米、南瓜、大枣来煮粥。小米是适合老人、病人、产妇的滋补品，可见它最补虚。玉米调和脾胃，南瓜补中益气，大枣补血养气、调和五脏。这几样除了大枣，其余都是黄色，各有补益的特点，而且都针对脾胃，做成粥食又是脾胃最喜欢的方式。没有一样是药，但配合到一起就是最好的脾胃滋补品。当年我妈妈身体瘦弱，脾胃不和，我奶奶就是用这个"黄金粥"帮她调养过来的。

同事坚持喝了一个月。有一天早上，她老公说她最近脸色红润多了。她一照镜子才发现，气色真的好起来了，这才想起来，近几天胃口变好了，中午也没再犯困。她惊喜地给我打电话，说感情食物会比吃药都好使，还问我是不是可以一直吃下去。

我说粥食的特点是既养人又可以长期服用，怎么吃都不出问题。尤其是在处暑这个节气上，伏夏的闷热潮湿刚刚离去，正是需要提升脾胃功能的时候。这时您每天熬一份"黄金粥"给全家人喝，就能让大家的脾胃都好起来。

脾胃为后天之本，五脏六腑都要靠它俩运化食物的精微来养。脾胃一虚，五脏六腑都跟着虚下去了。接着，体质会下降，情绪也不稳定，脑子都不好使了。所以不管您有没有疾病的困扰，增强脾胃功能都是最要紧的事。

您如果不懂如何来养，那我告诉您，用这个"黄金粥"来补养脾胃是万无一失的。把"后天之本"养好了，还愁五脏不壮、身体不强？

百岁老人都能练的脚瑜伽——"石头、剪子、布"

周末假日，我回老家去看望爷爷奶奶。吃完晚饭后，爷爷说："给我汇报一下你练瑜伽的情况吧。"

于是，我现场给爷爷练了一段，爷爷奶奶很是高兴，说："不错，这身子骨练得还真够软的，跟你练的都是些年轻人吧？"

我说："哪呀，我的课上也有 60 多岁的老阿姨呢，其实爷爷奶奶你们也能练。"

爷爷一听连连摆手："我这把老骨头可经不起那样折腾。"

看爷爷紧张得像个孩子，我跟奶奶都被逗乐了。我说："您放心，我不教您难的，只教您一招到了 100 岁都能练的瑜伽。动动脚趾头就能让您腰板直、睡眠好。每天做一做，就能健康长寿。"

爷爷一听来了兴趣，问道："只用脚趾头就能练瑜伽？那我可要学学。"

"这套'脚趾瑜伽'一共三招——'石头''剪子''布'，就是用脚来模仿我们用手做这些动作，能锻炼到腿上的六条经络。"

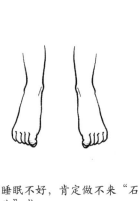

睡眠不好，肯定做不来"石头"式。

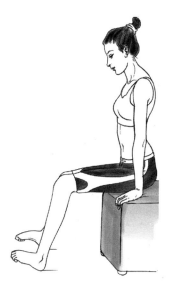

"怎么做呢？先把所有的脚趾都紧紧地抓扣住，好，扣紧，这叫'石头'。"

爷爷做得很好，但奶奶的五个脚趾说什么也抓不到一起。我对奶奶说：**"'石头'这个动作反映的是头部的血液循环情况，凡是睡不好、脑供血不足、精神压力大的人一般都做不好。"**

奶奶连连点头："可不，我最近睡眠一直不好，头老犯晕，你说得还挺准。"

我接着说："好，那我们接下来把大脚趾向上打开——这就是'剪子'。"

这回轮到奶奶笑爷爷了，爷爷那个大脚趾说什么也上不来，急得他用手去掰。

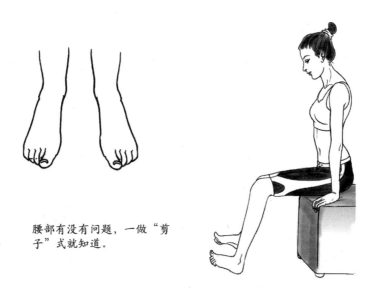

腰部有没有问题，一做"剪子"式就知道。

我说："这'剪子'反映的是腰部情况，腰椎有问题或者是腰肌劳损的人，这个动作肯定做不来。"

确实，爷爷腰疼的毛病犯了很多年，一直没根治。

"最后，让我们把五个脚趾全都打开，每个脚趾头都不挨着，这叫'布'。**脚趾打得越开，经络就越通畅。"**

　　这石头、剪子、布三招练下来，逗得爷爷奶奶已是哈哈大笑。我说："您二老以后每晚睡觉前都做做，既通经络又保健。经络通了，睡眠会好、体力会长、气血会活，这比吃什么保健品都要强呀。每天晚上泡完脚后做一做，坚持一段时间，相信奶奶的睡眠和爷爷腰上的毛病都能得到缓解。而且这三个动作还可以让头脑变得更加灵活，爷爷以后下棋就更厉害了。"

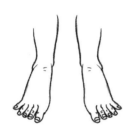

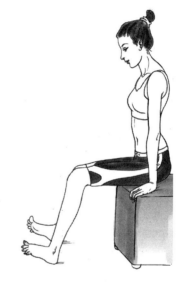

五个脚趾打得越开，您的经络越通畅。

　　爷爷奶奶真的把这三个动作坚持了下来，不仅自身问题得到了解决，而且他们俩还自创玩法。每次爷爷奶奶意见不统一的时候，就用这招来决定谁做主，这又给他们的晚年生活添了一项娱乐活动。

　　您每次回家看望老人家的时候，与其拎着包装华丽但不实用的保健品，不如把这套简单实用又乐趣无限的"脚趾瑜伽"送给他们。全家老少齐动脚，相信带来的不只是健康，还有亲情与欢乐。

白露勿露身，早晚要叮咛

　　终于迎来了这个凉爽的节气，此时，大自然中的阳气渐渐沉入地下，阴气越来越重。随着气温的下降，空气中的湿气在夜晚常凝结成白色的露珠挂在树叶和草尖上，所以称为"白露"。

　　这是雨季的最后一个节气，湿邪大势已去，在做最后的挣扎。这时的湿是夹带着凉气的。有一句古语我觉得很贴心："白露勿露身，早晚要叮咛。"意思是说，天气凉了，您要注意不能裸露太多的地方。总在早晚活动的朋友就要多加件衣服，如果感受了这股湿邪化成的白露之气，是最容易得关节炎、风湿病的。

　　那在这个节气上我们的养生功课是什么呢？从这个节气开始，天地阳气向内收敛。而肾主收藏，这个时候，肾开始收纳阳气，以备过冬了。冬天的时候，您有没有充足的气血来御寒，就要看现在的肾能量储备充不充足了。不想像以往那样，一到冬天就手脚冰凉、乏力没精神的朋友，就要在这时抓紧"慰问"您的肾经了。

　　在白露节气上，迷罗为您准备了三合一的养肾功课，帮您补足肾中元气，过一个充实的"补肾养元节"。

白露养肾最佳处方：

经络方：泡完脚后坐下，脚心相对。双手握住小腿肚的肌肉往外翻。
食疗方：制首乌、生地、枸杞、黄芪、菊花、大枣、冰糖用开水冲泡。
瑜伽方：尽量多抬脚跟。

脚心相对，补肾瘦小腿

小腿粗可能是水肿

有一次，我去参加一个朋友的生日聚会。席间，一个朋友向大家抱怨说："我这哪都说得过去，怎么就小腿粗，害得我一个夏天都不敢穿裙子。你们谁有好的方法呀？"

我看她那个腿呀，还真是不细，就快跟大腿一样粗了。但皮肤绷得紧紧的，透着光亮，一看就知道是水肿。我就插了句话："你这个腿呀，好减，补补肾就好了。"

她有点莫名其妙，这腿粗跟补肾有什么关系？看她迷惑的样子，我就问她："你最近是不是情绪低落、不爱运动、胆子比以前小了，还总是担心有什么不好的事情发生？"

她连连点头，说："是呀，你怎么连我的情绪都知道？"

我说："这都写在你腿上了。"

我在她小腿内侧胫骨的平面上用力按了几秒钟，手再起来的时候，留下了一个深深的坑。

我说："你这是水肿，下肢浮肿多是肾虚造成的。肾主水嘛，所以你把肾补好了，水排出去了，小腿自然就瘦了。而且肾主惊恐，人一肾虚，胆子就小，总容易受惊吓。把肾补好了，胆子也就大了。"

听我这么一说，旁边的女性都凑了过来。我让大家用手指按了一下自己的腿，大部分女性都存在肾虚的症状。像手脚冰凉、怕冷、耳鸣、腰腿酸软无力、尿频尿急、脱发、失眠多梦等都是肾虚的表现。

既能瘦小腿，又能补肾气的妙法

大家都问我怎么办。我教了她们一个既能瘦小腿，又能补肾气的方法。**每天睡觉之前泡泡脚，泡完脚后，坐到床上，脚心相对。**脚心的涌泉穴是肾经的起始穴，这样可以连通肾经。

　　然后双手尽可能大面积地握住小腿肚的肌肉稍用力向外翻，同时边做按摩。把整个小腿肚的肌肉从上翻到下，再从下翻到上，直至小腿发热。

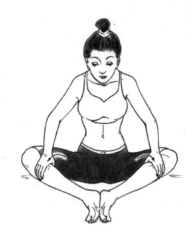

这样做一做，到了夏天就能大胆地穿裙子秀美腿了。

　　您不要小看了这个方法，向外翻能按摩到肾经、肝经、脾经和膀胱经这四条经络。小腿发热了就表示经络逐渐通畅了，这时身体会有一种舒适的感觉。带着这种感觉去睡觉，就是最好的保养方式。

　　后来，有几个女性回来反馈效果，其中一个说她以前痛经很严重，这样练了一个月，痛经就没再犯过。另一个女性手脚冰凉的症状也改善了。而抱怨小腿粗的那个女性最高兴了，因为她不像以前那么胆小了，小腿也瘦了不少。再到夏天时，就可以穿上她心爱的裙子了。

　　对于补肾来讲，这是既简单又无需任何投入的方法，而且效果非常好。您如果有上述肾虚的症状，或者您想改善体质，那就从现在开始做养肾功课吧。

元气已伤，还不去喝"益肾元气茶"

五脏六腑都靠元气来养

有人说，中医的诊断很抽象，让人一头雾水。什么"肾气不足"、"脾胃虚"，它们到底是怎么个表现法？又虚到了什么程度？这些都很难让人理解。其实，中医没有您想象的那样抽象。

有一次，我在电视台做了一期养生节目，其中讲到了一系列补益元气的饮食药膳。想不到这个节目的编导也是个养生迷，回家自己尝试了一番，感觉挺不错。这天，他还给我打电话说想了解一下中医里讲的元气到底是什么，怎样检查自己的元气足不足。

我想，这应该也是大部分刚刚踏入养生之门的朋友所困惑的。总是听到中医说某人元气不足，元气大伤，那元气到底指的是什么呢？

元气是人体生命活动的原动力。元气充足，人就吃得香、睡得好、运动有劲、白天有精神。可以说，五脏六腑之气都是元气的"孩子"。因此，元气充足，脏腑功能就强健，身体就健康，所以中医以培养元气作为治病养生之本。

手指甲上的半月痕能反映你元气是否充足

您可以通过看手指甲来判断元气充不充足。指甲是阴阳经交接的地方，所以它是观察人体气血循环变化的"窗口"。指甲上有一个白色的半月形，这叫半月痕，中医称之为"元气环"。您不要小看了这一点点东西，它可是人体精气的代表。有些人半月痕多，有些人少，有些人却没有，那都代表什么呢？

半月痕的数量反映了您的元气状态。健康的身体，双手应该会有 8 个以上的半月痕，并且每个半月痕应该占指甲的 1/5，奶白色，越白表示精力越旺。如果长期熬夜，工作压力大，夜生活过度，会导致元气耗损，半月痕的数量就开始减少。它的减少是从小指开始的，依次向大拇指过渡。半月痕越少表示元气越弱，容易手脚冰凉。而没有半月痕的朋友，就表示他先天元气不足。

编导一看，立马紧张了起来："呀，我这只剩下大拇指才有，是不是没得救了？"

我赶紧说："当然，没有半月痕也并不一定就代表有病，但这种体质一定要引起注意。往往不病则已，一病则很难痊愈，尤其是当您只剩下大拇指有半月痕的时候，就代表着您的身体已经在消耗底油了。"

常喝"益肾元气茶"，您全身上下都光彩照人

于是，我教给他一副有益于补养元气的茶配方，让他每天泡水喝。

这副茶称作"益肾元气茶"。**由制首乌5克、生地5克、枸杞5克、黄芪3克、菊花3克、大枣3枚、冰糖适量组成。**制首乌平补肝肾，生地、枸杞滋阴补肾，黄芪、大枣健脾益气，菊花能清热，平衡其它几位药的热性，所以这是一个大补元气的绝妙小方。

这是一茶壶的量，开水冲泡10分钟就可以喝了。一副配方可以泡上一天，茶色是深咖啡红，非常漂亮，味道还不错呢。

它能滋阴益气、温补肝肾，而且不燥不腻，适合常饮。入冬以后，凡是半月痕不足的朋友都可以喝一喝。您如果注意保养，并坚持每天喝这个茶，一般来说，每个月会补出一个手指的半月痕，元气也就渐渐充足起来了。

大概两个多月后，他给我送那次节目录制的光盘，一见到我就亮出手给我看。

"迷罗老师，这'元气茶'真好，喝了两个多月，越喝感觉越好，半月痕都长到第四根手指了。而且这半月痕一长上来，气色、胃口、精神都好起来了。您瞧，我这头发现在是又黑又亮，他们都问我用的什么牌子的洗发水呢。"

随时随地抬脚跟，何须人参加鹿茸

一天下午，一个外地朋友来看我，跟我一起去上课。在站牌处，我一边等车，一边抬脚跟，脚一上一下的。他以为我等车等急了，就安慰我说："不急，不急，这时间还早着呢！"

我笑了笑，跟他解释说："我不着急啊，只是在'抬脚跟提肾气'！肾经起源于足部，抬抬脚跟就可以刺激到肾经。现在快5点了，这个时候肾经的气血最旺盛，所以这会儿抬脚跟，简直事半功倍！"

朋友很奇怪地问："这么抬抬脚跟就可以？"

我回答说："可别小看抬脚跟。脚心有个很重要的穴位叫涌泉穴，属于肾经。气血从这个穴位像泉水一样汩汩地涌出来，然后沿着经络滋养全身。抬抬脚跟不但能按摩到这个穴位，还能拉伸脚底的肾经，起到刺激肾经的效果，所以一点也不简单！反正等车排队时，闲着也是闲着，每天几分钟，就能给自己一份健康大礼，何乐而不为呢？"

朋友听完后说："哦，原来是这样。真不错，以后我再等车排队时就有事情做了。"

"是呀，别看动作简单，只要坚持下去，效果绝对不简单。而且，这个动作又激发了腿上的所有经络。腿部肌肉一松一紧，还可以加速全身的血液循环，减轻心脏的负担。对咱们这样的上班族来说，是一个迅速恢复元气的大法，第二天可以头脑清醒、精神百倍地去上班。对爸爸妈妈那样年纪大点的人来说，这能预防好多疾病呢。比如心脑血管疾病、高血压、腰腿痛、消化不良、失眠、头晕头痛等。"

"尤其是老人家肾气不足的时候容易精神萎靡，老是睡不醒，睡得再多还是精神不好，动一动就心慌、心跳得厉害。就这么提一提脚跟，再简单不过，每天练几次就把肾气提起来了。让老人家人老心不老，精神头胜过年轻人。"

说到养生、健康，很多人会想到吃补品，或者运动得大汗淋漓。其实，我们的身体需要的不是狂风暴雨式的"大补""大练"，而是和风细雨般的"休养"。以自然之道养自然之身，这样才能每天健康一点点，每天美丽一点点。

>>>

一场秋雨一场寒，润燥清咽肺平安（干季）

秋分地门闭，保肺以缓秋刑

寒露天凉露水重，润燥清咽避燥邪

霜降一过百草枯，保腰护腿要知足

立冬燥气最盛，进补切切谨慎

秋分地门闭，保肺以缓秋刑

秋分到了，标志着我们又进入了一个新的季节——干季。这个季节的特点以干燥为主，前两个节气是暖燥，后两个节气是冷燥，而且

夏至和与之相对的"春分"都是昼夜相等的，不同的是，春分被称为"天门开"——阳气升腾，从此天气越来越暖；而秋分被称为"地门闭"——阴气渐盛，从此天气越来越凉。正是"一场秋雨一场寒"的开始。

古语讲："秋分雷始收声。"雷声是天空中阳气盛的表现。秋分时节，阳气衰了，所以此时基本上听不到雷声了。

在五行中，秋对应着金，"金曰从革"，"革"就是变革的意思。看着那萧萧的秋风卷起枯黄的落叶，我们就能感受到古人所讲的天空中一片肃杀之气的意境。所以《黄帝内经》提醒我们此时应"使志安宁，以缓秋刑。"就是说，您要使心志安逸宁静，以缓和秋天的肃杀之气。

那如何做到"使志安宁"呢？随着秋燥愈加明显，加上万物的萧肃凋零，人就容易出现失眠或睡眠质量下降的情况。而此时您如果不能保证好睡眠质量，就会影响到气血的"收养"，所以这时最重要的养生功课就是调整睡眠、滋阴润燥。

秋分保肺最佳处方：

小功法：早晚叩齿各 36 次，然后将口中津液分三小口徐徐咽下。

食疗方：用捣碎的酸枣仁和小米熬成粥，睡前用开水冲服。

瑜伽方：双腿背部伸展式、"半桥式"、"倒箭式"。

最好的补品是口水

脸色黄、显老，可能是因为您老爱吐唾沫

小舅妈这天拿着一个药酒方子向我炫耀："我一个朋友家祖传下来的秘方，据说喝了这个药酒，既补气又补血，还能养颜美容。我可是磨了她好长时间才得来的。"

我一看，真是个补人的方子：人参、鹿茸、当归、吴茱萸样样都有。

"舅妈，这补是补，可也不能乱补呀。您体质本来就弱，脾胃功能又不好，用这种大补的方子很容易导致虚不受补，越补越虚的。凡是滋补的东西，要么滋腻厚重，要么火性偏大，脾胃运化不了这么丰盛的营养，反而会淤在体内，给身体造成负担。"

我笑着对她说："舅妈，您是自家就有长生美颜酒，偏向他家苦哀求呀。"

我解释道："所谓的长生美颜酒呀，就是您口中的津液。这个可是好东西，唾液中含有一种使人保持年轻的激素，它能强化人的肌肉、血管、骨骼和牙齿等。不是什么脑白金一类的保健品所能比的，道家管它叫'长生酒'。为什么爱嗑瓜子的女性都比较消瘦、面色发黄，就是因为她们耗损了太多的唾液。"

空口咬牙 36 下

中医认为，唾为肾之液。它有滋润皮毛、五官，濡养内脏、骨髓以及脑髓的作用。唾沫充沛，人的皮肤就饱满、年轻而滋润，反之则干瘪起皱、易于老化。

舅妈说："难怪，我们公司的小吴总爱吐唾沫，她的皮肤就蔫黄蔫黄的，人瘦得跟麻杆一样，敢情是把肾的精华都给吐出去了。那是不是平时不吐唾沫就可以了呀？"

"这当然还不够，**唾沫不但要节省，还要酿造。酿造的方法就是叩齿，也就是空口咬牙，每天早晚各做 36 次。**"

历代养生家都很重视这个，一方面，它促进了牙体和牙周组织的血液循环，增强了他们的抗病能力。另一方面，当您连续叩齿多遍以后，口中必有津液。

在干季，干燥的天气会吸走体内的津液、水分，这是属阴的成分。阴虚了，人体就会表现出燥的症状，比如眼睛干涩、喉咙干痒咳嗽、皮肤起屑等。它还会影响人的情绪，很多女性一到秋分就很烦，正是这个原因。

在这里，有一点我需要提醒您，**每次叩完齿后，将口中的津液分作三小口徐徐咽下。**

一个叩齿、一个吞咽，您不要看它们简单，但坚持下去，您到老都皮肤饱满、精力充足，还不会牙齿松动和掉牙，八九十岁还能嗑瓜子、吃核桃。呵，那就不简单了。

我们总把金丝燕的唾液——"燕窝"当成名贵的补品，却不知在我们的口中就潜藏着滋补养颜的琼浆玉液。每天叩叩齿、吞吞津就是最实在的长生美颜方呀。

为自己开"好睡安眠方"

朋友小荣来找我的时候，我几乎没认出她来。黑乌乌的大眼圈、一双空洞无神的眼睛，脸上也失去了以往的光泽和神采。才几个月没见，以前光彩照人的她俨然变成了一个无精打采的小老太婆。

小荣哭丧着脸说："我的大师，赶紧想法子救救我吧，整夜整夜的睡不着觉，我都要崩溃了。"

"噢，原来是失眠惹的祸。"

"哎，我都快得抑郁症了，白天工作压得人喘不过气来，晚上还睡不着，根本就休息不过来。有时好不容易睡着了，那梦呀，就跟放电影似的，一场接着一场，搞得我晚上比白天还累。"

"要想改变这种状况，那你就得先调整好生活规律，按时吃饭、按点睡觉、工作要有度、玩乐要有节制。只有生活规律了，生物钟才能逐渐恢复到正常状态。"

但是，现实生活中大部分人都不能做到按时吃饭、按点睡觉，加班加点也是常有的事。所以看到朋友为难的样子，我就让她尽量做到生活有规律，同时又介绍给了她一个好睡安眠方：**用捣碎的酸枣仁和小米一起熬成粥，或者直接把酸枣仁用搅拌机打成粉，睡前用开水冲服。喜甜的话，您还可以加入少量蜂蜜。睡前喝上一碗，连着喝上一段时间，就能帮您找回丢失的好睡眠。**

酸枣仁性平，味甘酸，有宁心安神、养肝的作用，专治心脾两虚、肝火旺盛、阴血不足导致的虚烦不眠、惊悸怔忡等症，被称为"安神助眠果"。《本草汇言》说酸枣仁可以敛气安神、荣筋养髓、和胃运脾。而金元名医朱丹溪称赞它："血不归脾而睡卧不宁者，宜用此（酸枣仁）大补心脾，则血归脾而五藏安和，睡卧自宁。"可见，这不起眼的小果子自古就是安眠的良药。

两个多月后，我接到了小荣的电话。她说最近开心了很多，好睡眠终于回来了，体质变好了，工作效率也跟着提高了。从她那快乐的语气中我能听出来，那个年轻靓丽的小荣又回来了。

被失眠困扰的岂止小荣一个人，现在的都市生活，工作压力普遍较大，生活节奏也在加快。紧张忙碌的生活正在逐步打乱人们体内的生物钟，慢慢地，身体就会出现内分泌失调、神经功能紊乱等症状。而我们离健康也越来越远，一个完整舒适的睡眠竟成了一种奢望。

我将这个"好睡安眠方"献给所有正在被失眠痛苦折磨的朋友们，愿你们从此摆脱失眠困扰，一觉舒舒服服地睡到大天亮。

 # 好运从好觉开始

有多少好觉与你擦肩而过

吴阿姨是大学老师，自从练习瑜伽后，很多以前的老病根都在逐步地消失，人也渐渐地精神起来。尤其是困扰了她多年的顽固性失眠也得到了改善。

学校的其他老师纷纷向她取经，她跑来向我求助："迷罗老师，自从练习瑜伽以来，我的身体发生了很大的变化，尤其是让我头疼了好几年的失眠症也治好了。睡得好了，我这气色也比以前好多了。同事见我变化这么大，都跟我讨教治疗失眠的瑜伽方法。可是，一节瑜伽课上练了那么多的动作，我怎么知道哪个是调治失眠的呢？"

吴阿姨刚练习时给我的印象很深，她当时肤色暗中透着黄色，皮肤松弛，眼窝处黑黑的，一副萎靡不振的样子。可现在的她，皮肤显然比以前紧致多了，还透出红润的光彩。

"您不知道，这瑜伽不光改变了我，我们全家都受益呢。我老公以前腰腿疼，沾点累就不行。我白天在这儿练，晚上回去教他练。现在，他的腰舒服多了，腰板都挺起来了。后来，我们大学里的其他老师也都跟着我抽空练练。但是，真遇到问题，我就卡壳了，这不就来请教您了。"

"睡眠三招式"胜过安眠药

"我教给您'睡前三招式'，每个人都能练习。这三招不但可以提高睡眠质量，还能调和五脏，让您一觉睡到大天亮。"

"那太好了，您快点教教我吧。"吴阿姨兴奋地说。

我到教室里铺好瑜伽垫子，指导着她练习。

第一招是双腿背部伸展式。双腿并拢伸直，您如果是在家里练习，那就平坐在床上，腿上放一床被子，上半身向前趴在被子上，脚尖向回勾。如果觉得轻松，您就把被子放低点，这样可以拉伸到膀胱经，缓解疲劳、消除精神紧张。

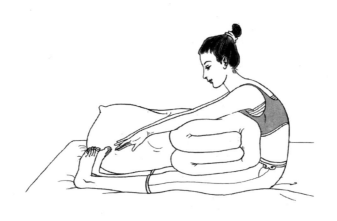

累了，回家练练"双腿背部伸展式"。

第二招是半桥式。把被子垫在腰臀下面，双腿弯曲，双脚踩在地上，肩膀撑住地面，坚持 3~5 分钟。这样做可以促进腹部的血液循环，柔和的按摩到内脏，使身体由内向外都舒适放松。身体舒适，心情也跟着放松，这才是进入好睡眠的关键。

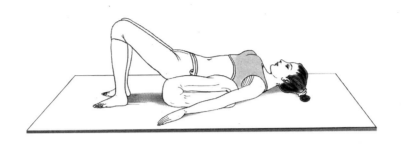

睡前做做"半桥"式，即刻拥有好睡眠。

　　第三个更简单，叫做倒箭式。平躺在床上，双腿并拢搭在墙壁上，双手平展在身体两侧，保持 5~10 分钟。 这个体式可以把气血引到头部来滋养大脑细胞，从而改善脑供血、消除大脑疲劳。

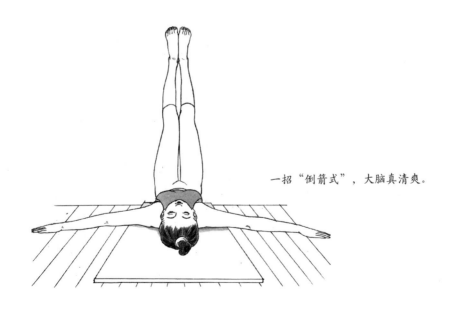

一招"倒箭式"，大脑真清爽。

练完这三招，吴阿姨躺在地上，侧着脸说："真舒服，我都不想起来了，真想马上就睡一觉。"

过了一段时间，吴阿姨跟我说，她同事练了这个"睡眠三招式"以后，睡眠明显改善了，每天精神十足。老师们又把这三招教给了他们班上的学生，发现学生们练习以后，学习效率提高了，注意力也更加集中，成绩明显提高了。

对于养生来讲，自然的保养是最好的方式，一个好的睡眠胜过大多数保养品。这个"睡眠三招式"每个人都可以把它当成睡前的习惯。不过几分钟，就能促进睡眠、提高睡眠质量。

寒露天凉露水重，润燥清咽避燥邪

　　到了寒露，天气更凉了，正是"寒露天凉露水重"的时候，尤其是在早晚。这是干季的第二个节气，正值秋高气爽，很多朋友都不会错过这户外游玩的大好时机，但迷罗要提醒您，此时，燥邪开始活跃了，您外出散心时要做好防御病毒的功课。

　　当气温低于15℃时，上呼吸道的抗病能力就会下降。再加上秋燥之气明显，多数朋友都会感到此时皮肤干裂起屑、口唇干燥、咽干喉痛，尤其是从事与讲话有关的人群，这种症状更明显。

　　其实，老天对人们是关爱备至的。当您感觉咽干喉燥的时候，一些清凉滋润的良药便应时而生了。古语讲："寒露，菊始黄华。"寒露正是菊花开放的佳时，将菊花与桔梗、百合等清咽润肺的食物一起泡成茶，就是最合时宜的养肺利咽茶了。

　　我再教给您一招既简单又神奇的手指瑜伽来通调肺经、祛肺火，这是这个节气最基础的功课。经络方面我介绍您三个"老太太"，让它们教您如何通过足疗来调养肝、脾、肾这三条阴经。

　　这三合一的功课就是寒露时节最全面的保养方式了，坚持做下来，既能滋阴养肺，又能利咽。

寒露润燥清咽最佳处方：

经络方：每天揉一揉太溪、太白、太冲穴。

食疗方：桔梗、百合、菊花、炙甘草、胖大海及冰糖泡茶喝。

瑜伽方：大拇指相互打圈，尽量不碰触，其余手指交叉在下面。

十一长假，回家给爸妈做足疗

赶上十一长假，身边的好友们都各自挑了礼品准备回家看望父母。唯独苏岩很犯愁，不知道带什么回去好，让我帮忙出主意。

"其实父母在乎的不是什么礼物，而是儿女的一片心意。你要真的想表达对父母的关怀，回家给爸妈泡泡脚、做做足疗，这就是送给老人家最好的礼物啦。"我笑着说。

苏岩苦着脸说："主意挺好，可是我哪会做足疗呀，现学也来不及呀。"

我说："别急嘛，我介绍你认识三个'老太太'，你马上就会做足疗了。"

苏岩听了直挠头，看她不解的样子，我解释道："这三个'老太太'呀，是我们脚上三个带'太'字的穴位，分别是肝、脾、肾这三条经络上的重要大穴。每天揉一揉这三个穴位就等于做了一次足疗，给内脏做了最好的保养。"

接着，我把这三个"老太太"住在哪里给她说了一通。

无论是肾阳虚还是肾阴虚，太溪穴都能调治

第一个"老太太"叫太溪，在内踝骨向后凹陷的位置。这个"老太太"是肾经原穴，能滋阴降火，又能培阳补肾。而且，它阴阳都能调，可谓补肾的一个要穴。无论是肾阳虚导致的怕冷、四肢冰凉、头晕、胆小、易受惊吓，还是肾阴虚导致的慢性咽炎、心烦、失眠、牙痛等都能通过太溪穴来治疗。所以如果肾虚了，您分不清是肾阳虚还是肾阴虚，不知道该吃什么药的时候，按摩这个穴位就能得到缓解。

青光眼、高血压、心脑血管疾病，找太冲穴

第二个"老太太"叫太冲，在脚背上的大脚趾和第二个脚趾中间的缝隙里。这个"老太太"是肝经的原穴，能疏肝解郁、调和气血。像青光眼、高血压、心脑血管疾病等都可以通过这个穴位来调治。

如果这个穴位按上去特别的疼，是老人家的话，往往说明他的血压不正

常，经常按揉可以降压。如果是年轻的女性，一般反映她肝火比较大，爱发脾气或者月经不调，经常按揉可以祛肝火、调月经。

脾经经气不足，太白来补

第三个"老太太"叫太白，在脚内侧，大脚趾骨鼓起来的关节后下方凹陷处。这个"老太太"是脾经的原穴，能健脾化湿、理气和胃。像老人家因脾胃功能下降导致的消化不良、胃痛、腹胀、拉肚子，便秘等都可以通过这个穴位来改善。

脾经是少气多血的经络，血有余而气不足，所以它经常出现气虚的症状。像脸色发黄、乏力犯懒、没有精神、对什么都提不起兴趣、食欲不振等就属于这种情况。经常按揉这个穴位就能很好地改善脾经经气不足的症状。

不一会，苏岩就把这三个穴位记住了。还乐呵呵地说："太好了，有了这三个'老太太'，我也能给爸妈做足疗了，真是胜过所有的礼物。"

中医讲春夏养阳，秋冬养阴，寒露这个节气正是调养阴经的关键时期。而这三个"老太太"所在的肝、脾、肾三条经络都属于阴经，在对的时间点对的穴位，效果就更好了。

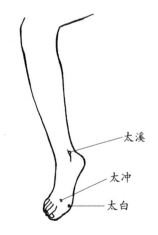

太溪

太冲

太白

三个"老太太"各有所长：太溪补肾，太冲疏肝，太白健脾。

很多的时候，对父母来说，儿女的一句关怀、一声问候胜过所有的滋补品。当您正为父母的健康担忧的时候，当您正面对满世界的保养品眼花缭乱的时候，不如把这套"老太太足疗"送给父母。一盆温水加上几个恰到好处的穴位，既能使老人家感受到您的关心，您还能趁这个时机跟父母好好聊聊天、谈谈心，还有什么比这个更适合送给父母的呢？

歌唱家嗓子好，因为有桔梗清咽茶

有一次我去长白山游玩，在山脚下看见有个老农摆摊卖特产。凑过去一看，一捆并不扎眼的小黑棍引起了我的注意。

老农看出了我的疑问，指着那小捆东西说："小伙子，就知道咱长白山长人参，不知道这个赛人参的桔梗了吧？它可以做菜泡茶，还是中药材呢。"

"噢，原来这就是桔梗呀！在药店里买到的都是切成碎段的，还没见过完整的呢。难得见到，当然要买些回去送人。"

这东西买回去送谁最好呢？我一说它的功效，您就知道了。这桔梗能祛痰镇咳、宣肺理气，当然是送给爱抽烟的爸爸。

从我记事起，爸爸每天都"腾云驾雾"——烟雾。虽然现在年纪大了，还是烟不离手。妈妈打电话总说，看着你爸那被烟熏黄的手指，真是担心他的健康。最近半夜咳嗽个没完，真让人着急。

现在我常年在外工作，很少回家，每天都要担心老爸的身体。哎，哪个做儿女的不是如此呢？既然不能天天回家看望父母，不如自己行动起来，亲手做一个爱心牌的茶包送给他们。

桔梗性平，味苦，能止咳、宣肺、利咽，还能开肺气之结、宣心气之郁。用开水冲泡当做茶每天喝，是专门对付像我老爸这种由吸烟引起的咽喉炎的"宝贝"。

我把在山上买到的桔梗切碎，而您可以去药店里寻找这味药。为了加强养肺利咽的功效，**每5克桔梗可以配上5克百合、3克菊花、3克炙甘草以及一枚胖大海，然后再放上几块冰糖，装成一个个小茶包。这一副药茶既可以作为吸烟者日常的保养，又可以改善因长期吸烟导致的咽喉炎。**除此之外，凡是跟说话有关的行业，像老师、讲师、播音员、主持人、歌唱家等都可以用这个方子来养咽喉、润嗓子。

做好后，我第一时间快递给爸爸，并附上一张纸条：爸爸，快到冬天了，您的咽炎又犯了吧？我给您配了些利咽清肺茶，记得每天都泡一包代茶喝。

包裹寄出去后，我心中无限感慨。"儿行千里母担忧，"儿女与父母之间有一根无形的线牵着，我们走得越远，这根线牵得越紧。让父母在为我们操劳的时候也享受一下我们的孝心吧！

从"聪明的一休"那儿学来的止咳秘方

从寒露开始，气候的干燥逐渐明显。在人的内脏里面，肺是最怕燥的，燥气一明显，肺火就上来了，渐渐地，咳嗽声就越来越多了。

这天一上课，大家咳嗽声不断，这个咳两声、那个咳两声，搞得每个人都不能静下心来。

我就跟大家讲要多喝点百合银耳汤，可以滋阴润燥。有个老学员马上举手说："老师，这个汤我一入秋就在喝，可这肺火实在太大，老是感觉呼吸不通畅，总咳。除了这个汤，经络上能有什么好方法吗？"

我说："问得好，除了喝汤，您还可以做这么几个能伸展到肺经的瑜伽动作。"

说着，我示范了几个向后翻展的体式。谁知道，还是那个阿姨发话了："老师，瑜伽体式倒是比喝汤简单，可我有肩周炎，手臂根本向后翻不了，是不是就没得治了？"

这把我也给难住了，汤也不行，体式也不行，还能有什么更好的办法呢？

正琢磨呢，有个学员打趣地说："老师，你脑子里那么多好方法，像一休哥那样打打坐，说不定就会冒出一个好方法呢。"边说着，边模仿动画片里一休的样子，用手指在脑袋上转了两圈，然后手一抄，两个大拇指滴溜溜地转，惹得大家都哈哈大笑。

我一看她的样子，就想起师父以前教过的一个经络小动作，马上来了灵感："对呀，阿姨，有一招'手指瑜伽'保准适合您，简单又有效。"

她一听很高兴："太好了，'手指瑜伽'听起来很新鲜啊，快教教我吧。"

我指着那个学一休的学员说："这方法嘛，就是这样。"我坐到模仿一休的学员旁边，也两手一抄，两个大拇指相互转圈。

"这大拇指呀，走的是肺经，指尖是肺经的井穴。两个大拇指在上面相互打圈，但是尽量不使两个拇指碰触，其余的手指交叉在下面。经常这样做可以激发肺经的气血，使肺经通畅。前后各转上 100 圈，然后敲打从肩窝开始沿着手臂内侧走到大拇指的这一段肺经，能舒活肺经的气血。"

其他的学员也都跟着我一起做，阿姨也终于露出了满意的笑容："哈哈，看来'一休'也能治病啊。"

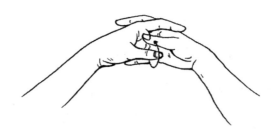

咳嗽不止，学学"一休哥"。

大家都把这个方法当成一种乐趣来做，越做越好玩。上课之前、下课以后都来做一做，养成了习惯。想不到，还没出一个节气，课上就很少再听到咳嗽的声音了。

有人会觉得动动手指能有多大的效果，或者有人会因为它太过简单而不去理会，但是，您千万不要忽略了习惯的力量。在一天之中转转拇指可能不会有什么效果，但坚持做下来，积少成多，肺经就在无形之中被打通了。肺经一通，呼吸顺畅，嗓子也清爽了。

另外，肺主皮毛，肺经通了，皮肤会变得很润泽，比用化妆品还有效。而且，肺经强壮了，皮肤抵御风寒的能力更强了，连感冒都少见了。

很多人爱忧郁，还有些女性动不动就哭鼻子，这在中医讲是肺气不足的缘故。经常这样转一转，不仅能增加肺经的气血，人也变得更加开朗和乐观了。

小动作有大效果，从今天开始，让您和您的拇指都动起来吧。

霜降一过百草枯，保腰护腿要知足

俗语说："霜降一过百草枯。"一到霜降，天气更凉了，举目望去草木枯黄，凋零的气氛着实让喜欢花红柳绿的朋友黯然神伤。其实，这时的大自然只是换了一个妆。虽然现在已不再像夏天那样繁华，但"霜叶红于二月花"，此时的红叶比花儿还要娇艳呢，所以很多朋友都会外出去赏金秋美景。

那在这干季的第三个节气上，养生方面您要注意些什么呢？

这时，天气已经由凉转寒了，随着气温的下降，燥邪的加重，人体经络里的气血也随着温度的降低而运行缓慢。此时，人的筋骨和关节容易产生不适，像一些风寒导致的老病根，尤其是腰腿疼痛会越发明显，所以这个节气上，您一定要加强对腰腿部的保护和锻炼。

那该怎么保养呢？迷罗献给您一个不但能温经通络，还能活血的祖传秘方。再结合"摩背寻穴养生法"与"瑜伽蝗虫式"，专门帮您疏通全身气血，保养腰背和关节，治疗腰腿痛。

霜降保腰护腿的最佳处方：

经络方：用提揉、点按和敲叩打通背部的督脉和膀胱经。

食疗方：茯苓、大枣、当归、枸杞酒喝，泡上半个月即可。

瑜伽方：每天练习"瑜伽蝗虫式"。

孝敬爸妈第一法——"摩背寻穴养生法"

养生的重中之重在于脚和背

还记得苏岩吗？那个孝顺的大男孩从我这学会了"老太太足疗法"以后，回家把这套方法教给了他的父母。好的方法加上他的孝心，父母的身体渐渐地健壮起来了。从这起，苏岩就跟中医养生结下了不解之缘，成天抱着一本《黄帝内经》钻研，养生知识长进不少。

这天，他来我家做客，讲起了他对养生的感悟。他说："迷罗老师，我觉得人的身体有两个部位需要经常按摩，也最能养生保健：一个是脚，一个是背。这脚上有64个反射区对应着全身的每一个部位，所以经常揉脚可以保养全身。而背部呢，走的是膀胱经，在后背的这一段膀胱经上分布了五脏六腑的腧穴，所以按一按背部相当于给脏腑做了一遍保养，脏腑健康才是养生之本，内壮才能外强嘛。"

背部保健的三大法：提揉、点按和敲叩

我为他的见解鼓掌："嗯，你说得不错，这两个部位都称得上保健的最佳部位。脚上我教过你'老太太足疗法'。那背上呢，你是怎么做的？"

苏岩说："这就是我来请教的目的，再有了背部的手法，我真的就能做爸妈的保健师了。"

我考虑了一下说："我总结出三个手法最实用，一个是提揉。把背上僵紧的肌肉反复提揉至发软，恢复肌肉正常的弹性，这样就能使膀胱经通顺，而气血也能灌溉到脏腑里。脏腑得到了滋养，体质就增强了；第二个是点按。每一个腧穴都对应着一个脏腑，用手指去按压背上的腧穴能直接调节到脏腑功能；最后一个是敲叩。敲击背部的穴位能松懈肌肉的粘连、缓解疲劳、激发身体的积极性。这三个手法很简单，也容易掌握，而且很实用。"

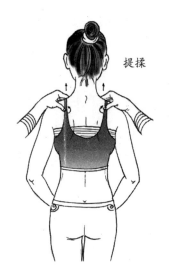

提揉

学会了提揉、点按和敲叩，
您就能成为爸妈的保健师。

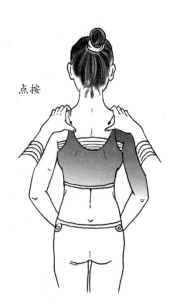

点按

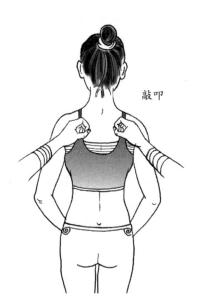

敲叩

《黄帝内经》教您如何找准穴位

"太好了。关键是这背上的腧穴太多了，每个人的体型又不一样，怎么样才能找准呢？只有找准穴位，效果才会更好呀！"

　　我指着他那本《黄帝内经》说："你没发现里面教你找穴的秘诀吗？"

　　我给他翻到《灵枢·背腧》这一页，里面讲了一个很简单的找准背部腧穴的方法：**首先确定好后颈部最突出的大椎穴，往下数第三椎的两旁是肺俞穴，第五椎的两旁是心俞穴，第九椎的两旁是肝俞穴，第十一椎的两旁是脾俞穴，第十四椎的两旁是肾俞穴。五脏的俞穴都在脊椎两旁，左右相距为 3 寸。**

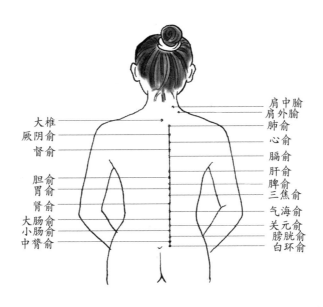

找准了背部的穴位，很多疾病就不战而逃了。

　　其中，《黄帝内经》还讲到了定穴的秘诀是"按其处，应在中而痛解"，意思是说要想确定穴位的具体位置，您可用手按压经络。如果按着有酸、麻、胀、痛的感受，或者原有的病痛得到缓解就说明您找准穴位了。

　　知道了这个寻穴的方法，苏岩茅塞顿开。他在家一有空就给爸妈寻穴推背。很快，他妈妈的腰背疼痛缓解了，爸爸的老胃病也有了改善，所以他把这个方法称为"孝敬爸妈第一法"。

在养生与保健上，这个推背法的确称得上一个好而精的方法。通过打通背部的督脉与膀胱经来提升阳气、增强体质，性格也会跟着乐观、开朗起来。

另外，点按膀胱经上与内脏相对应的穴位就能疏通气血、调和五脏，使情绪安稳。而且督脉被打通了，脊椎的压力感也会得到缓解，从而消除神经的紧张，使人由内而外都轻松。

每天推一推背，不但能缓解疲劳，还能调整内分泌，使心情更好，这才是最好的保证父母身安体健的"灵丹妙药"啊。

我祖上传下来的长寿秘方——"茯苓养生酒"

何物可称神农上品

记得小时候跟师父上山去采药，见到一个大松树墩子时，师父很是兴奋。左右度量了几步，他就用铁锹在树墩旁挖了起来。我很是奇怪，就问师父在挖什么。他很神秘地说："挖宝贝！"

小孩子对于"宝贝"是很好奇的，于是我就帮他一起挖。挖了不到半米深，就感觉触到了硬物。师父放下铁锹用手扒了起来，不一会儿，一个乌黑的、像土疙瘩一样的东西出现在了我的眼前。我指着这个大疙瘩问："师父，这就是您说的宝贝？"

"嗬，这叫茯苓，是松树的精气凝结而成的，是神农上品，吃了可以长寿。你师爷看见了这东西绝对高兴。"师父开心地说。

师爷是名副其实的老寿星，98岁的高龄仍然能下地干活、打拳，而且气色红润、声如洪钟。师父说师爷的好身体就得益于祖上传下来的"茯苓秘方酒"。

茯苓性甘味淡，药性平和，不伤正气，而且能补能泄。泄的是水湿浊气，补的是肺脾之气，所以它既是祛湿圣药，也是健脾良药，能治水肿、小便不利、有痰咳嗽、腹泻、带下，除此之外，它还是安神的好东西。

祖上传下来的秘方酒是用茯苓60克、大枣20枚、当归12克、枸杞12克、白酒5斤调制而成。一般来说，泡上半个月就可以喝了。每天喝上一小杯，就能延年益寿。凡是因气血虚弱、阴阳两亏导致的腰酸腿软、身体乏力、遗精阳痿、须发早白、心悸失眠、食欲减退等都可以通过它来调理身体。

我也配制了一些茯苓养生酒送给长辈们。这一冬天喝下来，爷爷的关节炎竟没有再犯，大伯的高血压也降了下来。七婶每天一小杯，也喝得气色红润，像用了高级营养品一样。本来瘦弱的小叔一个冬天喝下来，身体慢慢强壮了起来，而且每天吃得好、睡得香、精力充沛。简单的一种药酒就让我们全家受益，所以迷罗把它奉献给大家，希望每个人都能从中获益。

霜降是喝茯苓美酒的最佳时机

但是，药酒以酒为载体，酒性温热，所以喝的时候要讲究时间。那什么时候喝最好呢？就在霜降！这个时候，天气由凉转寒，气血运行转慢，而此时气血又旺于心包经，所以您正好可以借酒的活血之力与心包经的温煦之功将药性输布全身，从而起到养生的效果。同时，心包经主喜乐，所以它会把喜悦、欢乐的情绪送达四肢百骸，让您从骨子里快乐起来。

大自然既然创造了生命，就有保养生命的方法。我们想寻求健康长生，就该到大自然中去探寻。在传统的祝福中，我们都拿松柏来喻长寿，却不知松柏之根吸取了大自然之精华，形成茯苓这一味妙药，这正是大自然对我们的关怀呀。

做个"老蝗虫"，腰背不再疼

有一次去杭州做培训，老同学盛情邀请我去他家做客。他妈妈很是热情，做了一大桌饭菜来招待我。饭做熟了却不见阿姨上桌吃饭。一问才知道，原来她的腰不好，每次干点活都要歇上好一会儿才能缓过劲来。

我赶忙去探望。阿姨说："这是老毛病了，什么情况都带点，比如说什么腰椎间盘突出、骨质增生、腰肌劳损等等。平时特别容易累，沾点累半天都缓不过来。医生说是缺乏运动，可我这每天都锻炼也不见好呀。"

我说这一般的运动很少能锻炼到腰部，要想改善，就要做专门的锻炼。于是我教阿姨做"蝗虫式"。您如果腰不好，那这是每一个医生都会建议您去做的体式。这个动作有很多种练习方法，有一些偏难，掌握不好要领反倒会加重腰部的损伤。所以迷罗挑选出了一种适合大部分人，甚至是老人家也能做的方法。

趴在地面上，两个小臂交叠在一起，把额头贴在小臂上。双脚打开一点，吸气的同时把臀部收紧。双腿伸直向上抬起来，背也轻微地抬起来一点。刚开始的时候，您能抬多高就抬多高，然后做自然呼吸。在自己体力范围之内多坚持一会儿，腰背就能得到很好的锻炼了。

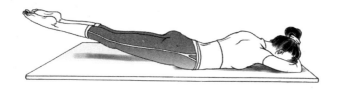

模仿蝗虫"潜伏"在地上，您的腰背就舒服了。

做这个动作的要点就在于臀部、背部以及双腿都要收紧，而且要量力而行。像阿姨刚开始能做上十几秒钟就可以了。慢慢地，坚持的时间会越来越长，而腰背上的劲就长上来了。

回到北京以后，老同学打来电话说他妈妈能坚持半分钟了，腰背也越来越有劲，一顿饭做下来都不觉得累。更让他惊喜的是，他妈妈以前有便秘的毛病，现在排泄也好了，睡眠也改善了很多。这个"蝗虫式"还真不简单呢，现在他全家人都在练习。

现在，大家运动得越来越少，谁的腰不会有点问题呢？经常练一练这个体式不但能增强腰部肌肉的力量以保护腰椎，还能缓解身心疲劳。

一场秋雨一场寒，润燥清咽肺平安

　　腰腹是人体的核心部位，对健康有着重要的影响作用，健康的"种子"就埋在这里。经常锻炼这个体式，可以让肾脏和位于腹部的内脏得到运动，从而滋养到腰腹部的器官，使身心健康的"种子"茁壮成长。而且，这个体式在治疗肠胃疾病上也很有一手，所以"蝗虫式"对于每个人来说都是难得的保养专家。

立冬燥气最盛，进补切切谨慎

立冬是干季的最后一个节气，在中国的传统观念中，"冬"是"终"的意思，这个节气代表着一年即将终止。这时，一年的农事该结束了，作物都收藏起来，而一些小生灵也都蛰伏于地下进入了冬眠。

立冬是干季向寒季转换的过程，这时您会感觉天气很冷了，燥也明显加重了，人在这时最容易生病，所以您要做好两手准备：一是注意防寒保暖，二要做好滋阴润燥的工作。

很多朋友一到立冬就开始大补特补，结果呢，补得一嘴是泡、满脸疙瘩，这是因为他们不了解立冬的气候特点。立冬是燥气最重的一个节气，这个时候是不适合大补特补的。补的时候最好有一点"温"，又有一点"润"，掌握好这个火候，您就能舒舒服服地过立冬了。

以制首乌为主的"仙人粥"最适合这个节气，这味粥具有温通气血、平补阴阳、滋养肝肾的功效。另外，立冬的太阳，您一定不要错过，这时的阳光不温不燥，暖度适宜，正是寒冷的天气下人体最需要的阳气之源，比吃什么补药都养生。睡前您再打通肝肾两经，将内外合补之力引入肝肾，就能打开冬日养生之门，健康便指日可待。

立冬进补最佳处方：

经络方：适当晒背。
食疗方：制首乌用水煮后弃药渣，与粳米、大枣同煮，然后加红糖。
瑜伽方：睡前拉伸膀胱经。

入冬补阳大法——"负日之暄"

入冬以来，工作比较繁忙，每天奔东奔西的总感觉有点疲惫。睡觉的时候钻进被窝，发现不像以前那样能很快暖和起来，睡着了也有做不完的梦。早晨洗脸时看眼泡有点肿，我这才引起重视，阳气不足了。但做不完的工作又让人犯难，怎么办呢，等忙完这一阵，好好休养一下吧，这么安慰着自己就出门了。

才出门，就惊飞了两只在地上觅食的麻雀，顺着它们飞去的方向一看，正好与阳光对上。初冬的上午，阳光很足，却不刺眼。我突然觉得太阳很美，闪着金黄色的光芒，很温暖。看着看着，我感觉有一股能量注入到心中，无比舒畅。怀着这种畅快的感觉，我决定今天多走几站地。

几站地走下来，背让太阳晒得暖烘烘的。先前心窝那股暖意早已扩展到全身，感觉太阳晒进了四肢百骸，打通了每一条经络。越走，背越挺直了起来。说也奇怪，那股疲惫、消极的感觉已经消失得无影无踪，内心被注入了新的力量。

到了公司，同事问我："今天是立冬，该做什么养生功课了呀？"

我说晒太阳、散步、哼小曲就是立冬最好的功课。说得同事一愣，这算什么养生？

我呵呵一笑说："今天我们不谈什么草药、体式、经络调节，我要给大家讲讲平时最容易忽视的养生问题。其实健康就在我们随手可得的地方，比方说阳光下。"

在冬天，寒邪最为猖狂，它又最喜欢在暗地里伤人。中医认为，寒为阴邪，易伤阳气。这阳气好比天上的太阳，赋予光明、温养万物。没有阳气，人体将失去新陈代谢的活力，体质会越来越弱，变得越来越怕冷。人也会变得沉闷、胆怯、遇事不敢面对，有点困难就逃避，做事拖拖拉拉的，连自己都不满意。您要是发现自己最近处于这种状态，就要注意了，那是您的阳气不足了。

所以中医圣贤教导我们在冬天要注意封藏，以养阳气。人与自然之气相通，适当晒太阳是最好的补益方式。而冬天的自然规律是阴盛阳衰，所以应多晒太阳以强壮阳气、温通经络。阳气攒足了，心中暖阳阳的，不仅把心中的阴暗驱散了，连病邪也赶走了。

这个方法便是列子推崇的"负日之暄"，就是背日光而坐的意思。因为头为诸阳之会，不宜直接对着太阳，以免阳气过旺，所以后背最合适。**以背部对着阳光，闭上眼睛做几十个腹式呼吸，就是入冬补阳第一大法。**

立冬一个节气晒下来，我所有的疲劳感全部消失了，白天精力十足，晚上又找回了久违的好睡眠。我不得不赞叹古人的智慧，大道至简，方法越简单，效果越神奇。

养生其实很简单，把脚步放慢一点，晒一晒太阳，健康就跟上您的脚步了。

"神仙粥"的家庭熬制法

朋友东子这一天打来电话诉了半天苦，说工作太忙，经常是通宵连战。这不，一个冬天忙下来，最近感觉腰腿酸软、头昏眼花，耳边总是"嗡嗡"地响得难受。前两天一照镜子，发现有白头发了，这才下定决心好好休养一下。

我一听他这种症状，心中估得八九不离十，就对他说："你过来吧，我熬一锅'仙人粥'给你这个大仙好好补一补。"

挂了电话，我就开始忙活了。**我取出 25 克制首乌，用砂锅加水煮。水开后又熬了大约 20 分钟，把药渣去掉，加入 100 克粳米与 5 枚大枣一同煮。不一会儿，厨房里就弥漫着一股淡淡的药香。**粥将成时，我又放入少许红糖调味。

东子一进门就闻见粥香，直奔厨房，不等我动手就自己盛了一碗，边喝边赞："不错，味道香甜，还有股药香。"两碗下肚后，才想起问我："你这'神仙粥'有什么特殊配方啊？"

东子的情况是典型的肝肾亏虚、气血不足，这也是现如今上班族的普遍问题，像视力下降、失眠多梦、脸色黯淡、头晕耳鸣、腰腿酸软、精力不足、容易疲劳、心情抑郁等都属于这个范围。您如果发现自己有这方面的毛病，就要抓紧用我这个方法来调理。

何首乌被称为"神仙不老草"，它不燥不腻，又不贵，是一味难得的补养佳品。制首乌就是用黑豆汁炒过的何首乌，以黑豆汁之色味，引首乌之药力入肝肾，能起到更好的补养效果。

临走时，我包了几份制首乌给东子。他回家如法熬制，不到一个月，再接到东子的电话时，他很欣喜地讲："腿脚有劲了，白天不再犯困，耳鸣也已经消失了，'神仙粥'真神！我还买了很多何首乌送给爸妈，孝心也落到了实处。"

挂了东子的电话，心里颇感欣慰，自己能帮助到身边的人是一件很快乐的事。但是，有这类问题的又岂止一个东子！所以迷罗将这个"神仙粥"献给所有处在亚健康状态的朋友们。另外，这还是一个滋补防衰老的好粥，所以也适合女性朋友或是老人家食用。愿每一个人都能健康似神，快乐如仙。

双脚一分，大补肝肾

我觉得瑜伽是一种生活方式，而养生是一种习惯，通过瑜伽来养生，这真是完美的结合。瑜伽的很多动作都能落实到现实生活中去，当这种方式形成习惯，就等于您背后有了一对隐形的翅膀带着您飞向健康。

我的生活就是被这一个个习惯充实着，等车的时候抬抬脚跟提肾气，工作累了就来个"摩天式伸胆经"，站的时候就抬起一条腿做"平衡式"，慢慢地，身体就在无形中变健康了。其中，我最喜欢的一个小习惯就属"一并一分"了。

看电视的时候，我习惯坐在地毯上，边看电视边做两个体式：**一是把双腿伸直并在一起，脚尖回勾，双手抓着脚趾，身体慢慢向下压。第二个是把双腿打开向下压。**

来家中做客的表哥就很好奇，他说："你太好动了，看电视都不闲着。"

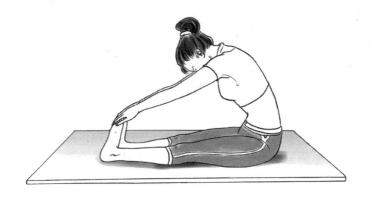

边看电视，边压压身体，肝肾不知不觉中就得到了补养。

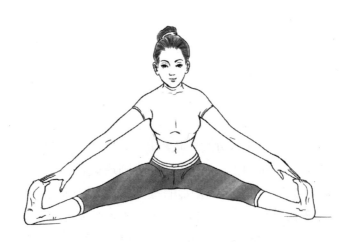

把双腿打开，身体向下压，体内的毒素就被"排挤"出去了。

我呵呵一笑，说："不知道了吧，我这是在补肝肾呢。"
他听着很新鲜："这伸伸腿跟补肝肾有什么关系啊？"

双脚一分，膀胱通，肝肾旺

我拿出经络图来，指给他看。

"这腿的正后侧是膀胱经，我刚才把两腿并拢在一起就伸展到了它。膀胱经是人体最大的排毒通道，工作了一天，毒素都落在膀胱经里了，所以很多人一到晚上小腿肚子又酸又沉。睡前做这个动作能拉伸膀胱经，使它保持通畅，毒素就能顺利地排干净。睡得舒服了，第二天才更有精神头。"

"呵，这有点意思，这么一伸腿就能排毒，太简单了，适合我。"

我又指着另外两条经给他看。"你看，这大腿内侧走的是肝肾经，我刚才两腿分开向下压就拉伸到了这两条经络。肝和肾可是养生的重要角色，肝藏血、肾藏精。在睡前拉伸这两条经络，就能大补肝肾、养血蓄精。精血足了，人就像加满油的汽车一样，一路跑下去都不会觉得疲惫。"

听到这，表哥很是兴奋："太好了，双脚一分，大补肝肾，真是省下一大笔补品钱。"说着就跟我一块做起来。

经络舒服了，身体才舒服

刚练习时，表哥和很多人一样，总想着身体能快点压下去，追求身体贴着腿的感觉，所以用的是蛮力。我赶忙制止他，并解释道："能不能压下去不是主要的，关键在于过程，只要腿后的大筋有拉伸感就可以了。这感觉不要太强，否则容易拉伤韧带，而且经络也不喜欢。你的感觉就是经络的感觉，你觉得舒服，它就觉得舒服。舒舒服服地伸展，这样才会有补益的效果。"

有了这个方法，表哥像得了宝贝一样。听表嫂说，这成了他每天的习惯，每天看电视的时候，"一并一分"，乐在其中。从那以后，他的身体状况是一天比一天好，精神头也越来越足，晚上睡得好，白天精力充沛。而且，从那以后，他再没吃过补品，却比那段拿补品当饭吃的时间状态要好得多。

两腿一并，全身轻松。两腿一分，大补肝肾，而且补起来没有人参、鹿茸的峻猛之嫌，也没有毒副作用之说。不占用您太多的时间，不花一分钱，直接能锻炼到肝肾经，让您补得踏实充分，又健康。坚持练下去，相信您家中那些名贵补品都要束之高阁了。

第七章 Part 7

>>>

欢欢喜喜过寒季，进补不忘壮阳气（寒季）

小雪进补莫着急，"欲补先清"是真理

小雪应清肠，大雪宜进补

阳气才露尖尖角，冬至养阳正当时

小寒壮肾阳，年头年尾肾都强

小雪进补莫着急，"欲补先清"是真理

当您见到天空中偶尔飘下一些小雪花的时候，便预示着小雪到了。这个时候气温明显下降，大部分地区开始降雪，但往往雪量不大，所以叫"小雪"。小雪代表着寒季的开始，它算得上真正意义上的冬天了。

这星星点点的小精灵们散落人间，缓解了大地上的干燥之气，您的口腔、鼻腔也会舒服了一些。而随着气温的下降与干燥的缓解，冬令进补的序幕逐渐拉开，各种肉类饮食、药膳火锅都开始登场了。

但很多朋友会发现，吃是吃下去了，自己的身体却不太给面子，脸上冒出了很多痘痘，牙开始疼了，口腔也溃疡了，连大便都不通了，怎么会发生这种状况呢？

一个杯子要想装满水，首先，这个杯子就得有足够的空间去容纳。我们人体也是一样，不规律的饮食和生活习惯导致我们的肠胃、血脉与经络里淤积了很多的毒素和垃圾。进补的时候，我们体内的空间被这些垃圾占据着，是很难达到进补效果的。

中医有一个很重要的理念——欲补先清，要想进补见效，您就要先把身体里的垃圾清理干净。那如何来清理呢？迷罗教几招秘诀给您。

小雪清肠最佳处方：

经络方：按揉或拍打腋窝、肘窝、膝盖窝。

食疗方：切成丁的白萝卜连同姜片打成汁，再兑入适量蜂蜜搅匀。

瑜伽方：每天练习"瑜伽战士式"。

排除人体"三窝"毒

人体的毒易聚在腋窝、肘窝、膝窝处

俗话说，冬令进补。一进冬天，七叔也备了些人参、灵芝，平时炖鸡炖肉时都会放一些。结果没吃两顿，他就满嘴起泡、咽喉肿痛，都快说不出话来了。

这天，他赶忙来找我说："别人吃都没事，怎么就我这么不受补呀？"

我翻开他的手掌一看，指节上布满了暗紫色的青筋。我说："原因就在您手上。看到没有，您手掌上有很多明显的青筋，这反映您体内淤滞了很多的毒素。毒素在身体里占了位置，就什么也补不进去，所以像您这种情况不要着急进补，先要把身体清理一下。把体内的毒素都排干净了，才能补得进去，这叫'欲补先清'。"

七叔说："嗯，以前听你说过刮痧、拔罐能排毒，我是不是也得用这些方法？"

"这刮痧、拔罐确实是排毒的方法，但都用于大面积的排毒，是泄法。在冬天，人体的气宜藏不宜泄，所以要尽量少做，做多了就会破坏肾的收藏之力，出现肾虚的症状。"

七叔就犯了难："啊？这两招不行，那还有什么办法呢？"

我笑着说："当然有办法啦，而且是既简单又有效的办法。身体内的毒

素就像河里的沙子，都会淤堵在水里有坑、有窝的地方，所以您经常去拍揉身体上的三个窝就可以排清毒素了。"

揉按腋窝能除心火

一说起腋窝，很多朋友会想到狐臭，这种难闻的气味就是腋窝这口"排污井"所散发出来的。**腋窝处的极泉穴是心经的重要穴位，可以祛除心脏的火郁毒素**。所以您应常常去按揉这个地方，以疏通这口"井"。

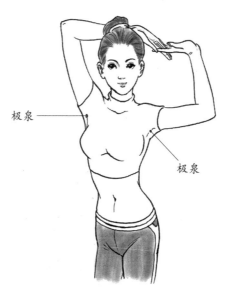

心火大，极泉穴帮您泻火。

平时容易犯急、暴躁，这是心火大的表现。揉一揉心窝，打通了心经，人就平静下来了。

拍打肘窝能排除心肺的火气和毒素

肘窝是一个经络密集的部位，分别有肺经、心包经、心经这三条经络通过，所以按揉这个部位可以排除心肺的火气和毒素。如果您近期出现了咽喉肿痛、痰黄气喘、咳嗽咳血、心烦心热、口腔溃疡、失眠多梦等现象，那就是您心肺的火毒壅盛了。

您可以用"朱砂掌"在肘窝这个位置连续拍打 5~10 分钟。拍完后，这一块儿会出现青、红、紫、黑等不同颜色的毒素反应物。1~2 周拍一次，可保这口"井"排污通畅。

很多人睡不着，很是烦躁，越烦越睡不着，翻来翻去地在床上"烙饼"。这时候拍一拍肘窝，打通心肺经，您就睡得安稳了。

膝窝是祛湿毒、排热毒的"关口"

在膝窝的中点有一个重要穴位叫委中穴，走的是膀胱经。膀胱经是人体最大的排毒祛湿通道，而委中穴便是这个通道上的"排污口"。

如果排污口被堵了，湿毒、废气排不出去，就会在体内淤化成热毒。热毒在体内待久了，就成瘤了。另外，侵入体内的风、寒、湿等外邪淤在这里排不出去，就会导致关节炎，可见这个排污口的重要性。所以平时您一定要常清理，方能保证它排毒顺畅，这样您才能身心常安。

方法是用朱砂掌连续用力拍打 5~10 分钟，直至瘀斑、痧点等病理反应物显出。1~2 周拍打一次，身体就会通过自我排毒的方式来消灭这些毒素和垃圾。另外，您觉得压力很大时，也可以通过这个窝来减压。

经络在身体内犹如一个城市的排水管道，四通八达，联络着每一个脏腑和器官。它将有益的能量输送到身体需要的部位，同时又将人体代谢出的废物与侵入的外邪及时疏导出体外。

一张张经络图就相当于一个城市的规划图，您循着这张"人体地图"就能找出身体上重要的排污口，及时清理体内的垃圾，实现内在健康。

其实这些排污口很好找，他们有一个共同的特点，就是都"窝"在关节的部位，也就是说，凡是身体上有窝的地方就是毒素淤积的部位，也是身体上的排污口。找到了这些排污口，您就要及时把垃圾都排出去，这样，好的东西才能补得进来。

"白玉清汤水"，无毒一身轻

补得太过，补品就成了毒药

我的大舅妈格外重视养生，她现在已经退休，每天就研究怎么保养。谈起养生来，她头头是道，俨然一个专家。就这么注意保养的一个人，结果住院了。

我去看望才知道，她是因为血压骤然升高，一下子晕过去了。详细打听，原来前段时间有朋友给舅妈从东北带回一些上好的人参，她便得了宝贝似的，天天人参炖鸡炖肉。结果补得太过，导致血压升高，反倒补坏了。

她见到我连连叫苦："这人参怎么都能把人吃坏啊，人老了，不就得补吗？"

其实，中医自古就有忠告——"人参杀人无过"，补品再好也要适度，否则就是毒药。而且医书上记载说："有一分之虚，必有一定程度之邪。"所以在补虚的同时，您应该先清除邪气。

有的人服用人参、黄芪、地黄，结果出现了脾胃胀满的情况，这是因为他们的脾胃里面有痰湿、毒素等垃圾堵在那里。这时服用补药，不但不能达到补身的效果，反而会加重积滞。所以我建议您在服用补药之前，先做好内在的清理工作。

"白玉清肠水"为进补打通道路

如何清理呢？我有个屡试不爽的秘方，在进补之前，您先喝上几天"白玉清肠水"，好好洗洗肠道，就能为进补打通道路。

那这个"白玉清肠水"到底是何方神物呢？其实就是白萝卜汁。白萝卜有"赛人参"的美誉，中医认为它能下气、消食、除疾润肺、解毒生津、利尿通便。也就是说，它具有清洁肠胃的作用。连服上几天萝卜汁，就能将体内淤积的毒素、浊气通过大小便排出去。有句话是"十月萝卜收，医生撒了手。"可见它的药用价值。另外，适量服用，不但能使补品更好地吸收，还能消减一些补品带来的副作用。

　　制作的方法也很简单，选一根1000克左右的大白萝卜，洗净削皮，切成丁。再加入几片姜以平萝卜的寒气，放入榨汁机打成汁，再兑入适量蜂蜜搅匀就成了。要在平时，胃口下降了，或者排泄不好，还有就是吃了补品有上火的症状等，都可以喝一喝。但是脾胃虚寒，像吃点凉东西就胃疼、不舒服或恶心、呕吐、爱拉肚子的朋友不适合长期服用。

　　这个清肠水最适合在进补前几天服用，但不要和补品同期服用，否则会有相反的效果，尤其是人参。

　　入冬以后，天气很燥，每个人的火气都很大，爱发脾气、情绪容易激动。而老人家的血管很脆弱，在这种气候下，血压容易升高，所以他们更要抓紧清理内火，不让情绪产生太多波动。每个月吃几次"白玉清肠水"，既能增强肠胃之气，又能排除体内的浊气、浊便和浊水。古人告诉我们要"冬吃萝卜"的道理就在这里，能补能清还便宜，真是羡煞百药。

　　身边有很多人常常存在虚不受补的状况，自从我告诉了他们这个秘方后，他们的身体状况改善了很多。大舅妈用了这个方法以后，也受益不浅，喝了几次，大小便明显正常了，身体由内而外地清爽，吃补品也不容易上火了。再见到我时，直伸大拇指称赞。

敢问谁是保卫肝肾的战士

　　在这股关注健康的养生热潮中，有一本书不得不提，那就是中里巴人老师的《求医不如求己》。这本书以简单通俗的语言向人们揭示了一个个养生保命的大道理，老同学依然就是其中的受益者。

　　这天，依然拿着这本书来找我说："中里巴人老师讲到，在脚底有一根筋叫'地筋'，这根筋是通肝的，既能补肝气，又能养肝血，那是相当的好。"

　　我当时就暗暗感叹，"地筋隐于足"，"地筋"这个称呼用得实在贴切。我跟她说："找着这根地筋，你就找到了调养肝经的'关键'了，你是怎么做的呢？"

她说："我就是每天用手去拨，但总感觉效果不明显，后来干脆用你教的'搽脚底'这个方法，发现正好实实在在地刺激到了这根筋。"

我赞许地笑了笑，她接着说："我还发现，其实你教的'抬脚跟提肾气'的方法也能锻炼到这根筋。"

是呀，要说能刺激到这根筋的动作还真不少呢。在这根筋的基础上，我们还能发展出另外一根地筋。我们脚后跟上竖着的这条大筋不也是一条"地筋"吗？这根筋的内侧走的是肾经，外侧走的是膀胱经。

依然很高兴："这一横一竖两根地筋，一个养肝，一个养肾，太好了。可是，有什么方法能锻炼到这两根筋吗？"

我说："瑜伽里面有一个体式刚刚好能把这两根地筋一同锻炼到，叫'战士式'。这个体式就像武术里的站弓步，一条腿弯曲在前，另一条腿伸直在后，前面的腿弯曲不要超过脚尖，这样可以强壮到竖着的这根肾筋。后面的腿伸直，然后把脚跟抬起来，用前脚掌撑地，这样就能锻炼到脚底横着的肝筋，一个体式能同时调养肝肾，正所谓事半功倍。"

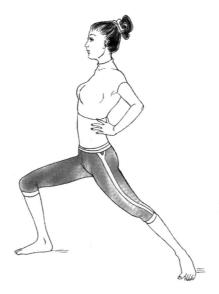

养肝又养肾的"瑜伽战士式"。

依然听了后很高兴，从此，她每天都要练一练"战士式"。后来，我问她这个体式效果如何。她笑着说："每天早晨练上几分钟，精力越来越好，工作一天也不觉得累。晚上练几分钟，我就能睡一个好觉。而且，朋友们都说我最近温柔了好多，坏脾气都跑掉啦。"

养生就是可以这样举一反三，但这要靠我们自己去探索、去寻找。只能您用心了，慢慢地，您就能找出一套适合自己的养生秘技。

小雪应清肠，大雪宜进补

毛主席写的那一句"千里冰封，万里雪飘"让人浮想联翩，在大雪这个节气上，天地间就是这么一幅诗一样的画面。

银白色的积雪盖住了大地，却没封住人们的胃口，相反，餐桌上正是一派热闹景象。在这个节气上，大雪纷飞，天气寒冷，为了吸取足够的能量来抵御风寒，人们都开始进补了。如果在小雪时节清除了体内的"垃圾"，那现在您可以放心地滋补身体了。

大雪是寒季，在一年的六个季节中，人体的能量是风季发、暖季生，热季荣，雨季化，干季收，寒季藏。所以在大雪时节，您要做好内在阳气的保养和封藏工作，尽量减少消耗，不熬夜、不做剧烈运动，不大喜大悲，使精神内守，这样身心才能安稳。

此时，养生有两个重点，一是补，二是藏。也就是说，既要补得进来，又要藏得住。气血双补的名方——"八珍汤"在这时是理想的补品，适合大众服用。再结合艾灸来温通经络，能使气血更好地封藏于肾中。

大雪进补最佳处方：

经络方：艾灸足三里。

食疗方：当归、川芎、白芍、熟地、人参、白术、茯苓、炙甘草炖鸡炖肉。

瑜伽方：有空就练习"懒人伸腰式"。

艾灸：家中必不可少的"保养专家"

这天，好朋友小林来家里做客，他在我的影响下，对养生越来越感兴趣。

"这是什么呀？"我跟他聊天的时候，他发现了我桌子上的艾草条。

我说："这可是治百病的宝贝呢，把它一端点燃去熏烤穴位就是中医经典的治疗方法——艾灸，它与银针扎穴共称为针灸。"

"噢，原来这就是艾条呀。书上说经常艾灸能缓解冬天手脚冰凉、夏天多汗的症状。真的有这么神吗？"

我把艾草条的一端点燃，在他的足三里穴位上方三四厘米处灸烤。大概烤了1分钟，他觉得烫了，我就把艾草条拿开。隔了一小会儿，我又拿回来再烤，这样连续重复了七八次。他捂着肚子说："哎呀，太舒服了，感觉有一股热流一直走到胃里，像一杯热汤下肚一样，里面暖暖的。你听到没，肚子里还'咕噜咕噜'地叫呢。"

这就叫"循经传感"，足三里属于胃经，灸烤它就相当于给您的胃经注入了能量。然后，能量会沿着经络一直传到与之相联系的胃里，然后把肠胃的虚寒驱散开，胃痛、胃炎一类的问题就能改善了。

这仅仅是一个足三里，如果我用它来灸烤肾俞、太溪一类的穴位就可以补肾。用它灸三阴交、八髎穴就可以治疗痛经、宫寒一类的妇科问题。冬天灸烤关元、肚脐，夏天就不怕热，夏天灸一灸冬天就不怕冷。一根草药条在手，能祛除寒和虚导致的一切问题，是家中必不可少的"保养专家"。

大寒正是寒气旺盛的时节，在这时您可以灸肚脐、足三里、三阴交穴及关元穴，这四个穴位是祛寒补虚的绝佳组合。一周灸上两三次，可以大补元气、温通经络、祛寒活血。

通过饮食来进补，得分清体质。就一家人来说，熬一锅药膳很难照顾到每一个成员身体的状况，但有了艾草条就不用犯愁了，艾灸穴位比药补稳妥，更为方便。给父母灸一灸可以增强体质，延缓衰老；夫妻俩相互灸一灸可以强肾健体，提升生活质量，改善亚健康；给孩子灸一灸可以增强孩子抵抗力，让他健康成长。

气血双补，人间可寻"八珍汤"

在立夏时节，从"四君子汤"中获益的那个史大哥把这个方视为神方。凡有跟他情况类似的朋友，他都会推荐这个方子。这一晃就到了大雪，他打电话给我说，他母亲这一段时间体力不太好，总是没精神，头昏眼花、四肢乏力，问我可不可以喝这个汤。

我说老人家年龄大了，往往气血都会虚，所以需要气血双补。在"四君子汤"的基础上再加入"四物方"就适合老人家补气血了。

这"四君子汤"与"四物汤"都是中药方剂里的重头方，一个是补气名方。一个是补血名方。这两个合并在一起，就是大名鼎鼎的"八珍汤"，能气血双补。

这个方子由当归 10 克、川芎 5 克、白芍 8 克、熟地 15 克、人参 3 克、白术 10 克、茯苓 8 克、炙甘草 5 克组成，虽然看起来有点复杂，但用起来简单得很。您到药店按剂量抓好，拿它炖鸡炖肉就可以。

老人家每个月喝上几副作为保养，不但可以增强体质、补养气血，还能延缓衰老。女人经期过后喝上四五天，就能把内分泌调理得很正常，像脸色发黄、头发枯黄、容易疲劳、手脚冰凉、月经不调、贫血、更年期、病后及孕后虚弱这一类问题就可以用它来调理。

大雪过后是冬令进补的最佳时机，您的身体没什么毛病也可以在这时喝一喝"八珍汤"，能让您过个舒舒服服的冬天。

有人问我健康长寿靠什么。我说，无非两个字——气血，这两样是生命的基础，我们的内脏都要靠气来推动，血来营养。气血调和则五脏安，气血不和则疾病生。气虚的人容易疲劳、情绪消极、什么都不爱干。别人觉得他很懒，其实他是气不足了。而血虚的人火气大，容易犯急、暴躁，爱发脾气，别人说这个人脾气怎么这么差，其实他是体内的血亏了。

从这个节气开始抓紧行动，多做锻炼，减少消耗，适时地配合喝"八珍汤"来调养，就能很好地补足气血，而您的人生也会走得更远。

不睡觉就能缓解疲劳的"懒人伸腰式"

我住的小区里有一群热心肠的老太太，她们听说我是瑜伽老师之后，隔三差五地来我这串门，问问关于养生方面的问题。

这天，他们一见我就来精神了，几位阿姨都凑上来让我教两招。我问他们需要哪方面效果的。一位陈阿姨说："我们这工作一坐坐一整天，老坐着反倒比站着还累，越坐越没精神，一下班就腰酸背疼的。有没有什么招式能让我们不挪地就可以练，还能松松筋骨、缓解疲劳的？"

一想也是，像司机、教师，还有像居委会阿姨这样长期坐办公室的人，他们几乎都有职业病，比如说颈椎病、肩周炎、腰肌劳损什么的，就是因为他们长期保持一个姿势，经络得不到伸展，气血得不到流通。

于是，我教给了她们一招"懒人伸腰式"。从这以后，居委会再也没有谁的肩背不舒服过，而且工作效率也提高了。

这个体式是怎么做的呢？其实很简单。**每当您感到疲劳了，就把椅子向后挪挪，双腿向前伸直，脚尖向着身体的方向回勾，脚跟蹬地。同时双手十指交叉相扣，手心向天空方向翻转，手臂伸直，尽量充分地向上伸展，找脊椎被拉开的感觉。保持这个姿势呼吸 5~10 次就可以了。**

很简单吧，但效果绝对不简单。您把腿伸直，脚尖向回勾就可以拉伸到膀胱经，从而加速膀胱经排毒。膀胱经贯穿腰背和腿部，像平时因为久坐而感觉背部沉重、腰部酸痛、小腿酸累等，都与这条经络气血不通有关。腿伸直，脚尖向回勾就能激发到膀胱经，缓解腰背和腿部的酸累。

双手向上伸展能刺激到体侧的肝胆经。我说过，胆经就像一架电梯，能把所有脏腑的阳气提升起来。您一伸展双手，就像按下了胆经这架电梯的"开关"，阳气就送上来了，人自然就会精神饱满、活力十足。

还有的人性格很内向，心情很压抑，对生活没有激情，觉得干什么都没有意思，这也跟他体内阳气不足有关。伸展一下胆经，阳气有了蒸腾向上的动力，人就又会开朗、阳光起来。

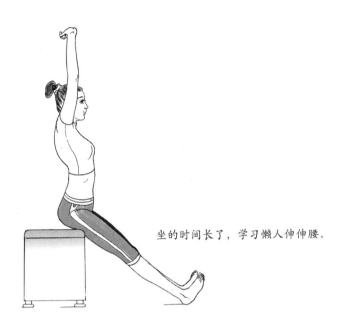

坐的时间长了，学习懒人伸伸腰。

　　写到这，我也在桌子上趴了一个多钟头。于是我把椅子向后一推，顺势来了个"懒人伸腰式"。就这么简单的一招，疲劳顿消，腰背的酸痛感也没影了，所以您累了就试试吧！

阳气才露尖尖角，冬至养阳正当时

冬至这一天白天最短，而夜晚最长。在古人看来，这是一年中最重要的一个节气，而冬至这天是全年最重要的一天。冬至一阴生，在这一天，盛到极点的阴气开始衰退，从而会有一点阳气萌生，所以这是阴阳转换的时刻，历代养生家都很重视在这个节气上的养生。

在八卦中，冬至对应复卦，从卦象来看，六爻之中，上面五个是阴爻，下面是一个阳爻，这代表一点阳气开始生出来了，这是我们阳气的根本，是真阳之气。在冬至上，您要是把这一点阳气之苗保护好了，那在接下来的一年中，它就能长成一株参天大树，结出叫"健康"的硕果。所以高明的中医能从一个人冬至时的身体状态推测出他一年的健康趋势来。

但这会儿的阳气只是一个小苗头，才冒出一点点，养它一定不要心急，不要追求太过强烈的方法，否则相当于拔苗助长。那该怎么养呢？最好是静养，在这时，您一定要减少消耗，不要干扰阴阳的转化和阳气的萌发，而是要平心静气地等它自然而然地生出来。

阳气是人体强壮长生的基础，所以您要像妇人怀婴一样，小心翼翼地养护体内的这一丝阳气。只有精心调养，这棵阳气之芽才能茁壮成长。在阳气才露尖尖角的时候，您的养生功课更要抓紧。

冬至养阳最佳处方：

经络方：双手互抄，窝在胸前。
食疗方：肉苁蓉、羊后腿肉、大米煮粥喝，早晚空腹食用。
瑜伽方：每天静坐 10 分钟。

温关通窍——农村老中医的养阳秘诀

很多人把养生想成一件很复杂的事，这在无形之中给自己增添了压力，有些人干脆把它作为偷懒的借口。在我看来，养生是最简单不过的事情，它只不过是把一些简单的对身体有益的行为重复多遍，形成习惯。

说白了，养生就是养成好的生活习惯。习惯的力量是巨大的，当您把对身体的保养形成一种日常习惯时，健康就在不知不觉中向您靠近了。

有这么一个习惯是我从农村挖到的宝贝，在这里，我奉献给大家。

一看农村题材的电影，我们往往会看到这样的形象：大土棉袄，厚厚的袖子，双手互抄在一起，窝在胸前。我一直以为这只不过是为了防寒取暖，不想却在一个乡村老中医那里得到了真实的答案，原来古人流传下来的这个动作是有诀窍的。

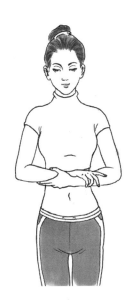

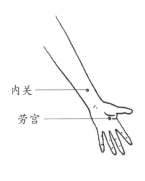

内关
劳宫

双手随意一抄也是强身健体的妙法。

看似随意一抄，两手一窝，其实是双手手心的劳宫穴护住了手腕内侧的**内关穴**。这个内关穴您应该很熟悉了，它是一个保养要穴，经常按揉，可以养心安神、缓解疲劳、还能增强免疫力。

内关穴是心包经上的穴位，心包经保护心脏不受外邪侵扰，同时它又能反映头脑的供血状态，所以常刺激此穴有护心养脑的效果。劳宫穴也属于心包经，它是五腧穴之荥穴。五行属火，具有温养的效果，所以**常以手心劳宫穴去护住内关穴是一种非常好的养生之道，可以调心脏、安睡眠、强体质**。

在冬至上，您只要一坐下来就可以双手一抄，来个"温关通窍"。在公车上、地铁上、办公室里，随时随地都可以温通心阳、安神补脑。经常做一做，能让您情绪安稳，常年保持喜悦平和的状态。

俗话说，偏方治大病，土方法未必不科学。养生的秘诀就隐藏在我们的生活中，就看您有没有一双发现"美"的眼睛。

有"从容补阳粥"开路，温补肾阳更从容

肾阳虚有什么症状

前一阵，姑妈来北京看我，我特地请了几天假陪她去逛逛。但一出去才发现姑妈有尿频的习惯，不一会儿就要找厕所，结果都下午三点了，一个景点都没逛完。光这半天时间，姑妈就上了七八趟厕所。回来的路上，她还一个劲儿地埋怨自己说："人老了就是不中用，喝点水就跑厕所，这上哪也不方便。"

其实人一上年纪，尿频是很常见的事情，因为随着年龄的增长，肾气逐渐亏虚。肾主水，肾要是虚了，小便没有了控制，就像我们平时所说的——"没有了把门的"，可不就总得跑厕所嘛。

一到家，姑妈就使劲地捶她的腰，说平时总是腰疼，还发凉。我一听，这不是肾阳虚的症状吗？于是，我详细询问了她近期的身体情况，她说总感

觉四肢冰凉、怕冷，尿频尿急，腰痛发凉，性欲低下。我一看她脸色虚白，果然是典型的肾阳虚。

肾阳虚首先会表现在腰痛上，因为腰是肾的"家"。这种痛一般还会伴有冷的感觉，就是觉得腰里面发凉。肾主一身之阳，肾阳虚了，全身的阳气都会跟着虚弱。阳虚则寒，阳气不能起到温煦的作用，所以就会全身怕冷。

另外，肾脏有主持和调节水液代谢的作用，这作用是通过肾阳来实现的。现在肾阳虚了，不能很好地代谢和调节体内的水液，于是，不是出现尿频就是小腿水肿了。我一掐姑妈的小腿内侧，果然出现了一个凹陷的坑。

听到这，姑妈就纳闷了："平时补品吃得不少呀，怎么就总是虚呢？"

我跟她说："人过四十，阴气过半。另外，有的人先天阳气就不足，慢性病久治不愈，或者过度的房事等都会消耗肾阳。"

听到这，姑妈若有所思："说起来也对，我这多少年的胃病、肾炎了，看来是它们把肾阳给消耗掉了。可这段时间我吃了不少补药呀，怎么反倒尿频得更厉害了呢？"

"老人家进补要慢慢来，不要补得太猛。人老了，五脏都老化了，不能很好地运化和吸收补品的药性。补得太急了，过多地调动脏腑之气，就会给身体造成更多的亏损。"

"从容补阳粥"适合各种肾阳虚

因此，老人家进补急不得，应从容进补。说起这来，我有一"从容补阳粥"，适合各年龄段的肾阳虚体质。**将15克肉苁蓉与适量的羊后腿肉和大米煮成粥，早晚空腹食用。**

姑妈很喜欢这个粥，因为它真的很好喝，香喷喷的。于是，她就把这个粥当成了日常的粥食来佐餐了。隔三差五来一锅，没想到，肾阳就这么不知不觉地补上来了。腰痛缓解了很多，天气再冷，手脚也不凉了，尿频也止住了，脸色越来越红润。她还专门掐了一下小腿，已经没有水肿了。

肉苁蓉是补阳的好东西，中医称其为"地精"，是名贵的中药材，素有"沙漠人参"之美誉。它质地温润，补阳气却不燥热，能温通肾阳、补肾虚。正因为它补性和缓，才有苁蓉（从容）之称。

这味药在一般的药店都可以买到，虽有名贵药材的头衔，但相对于人参、虫草、鹿茸等来说，价格相当实惠。

冰冻三尺非一日之寒，体质的虚弱也不是一日就能形成的，所以进补时您不可贪多求快。吃过多过猛的补品，脾胃运化不了，补品成了毒药反而会为健康埋下更大的隐患。因此养生是要从容去面对，细水长流、不急不躁、持之以恒才是补阳气的秘诀。

 ## 千金难买的清心良方——"静坐法"

活力源于静坐

冬至，阴气盛到极点，阳气开始回升。在这时候进补，有助于阳气升发，固本培元。很多地方在冬至这一天有吃羊肉饺子、喝羊肉汤的习惯。羊肉能补益阳气，所以说很多民俗文化都是有其道理的。

冬至是一年中白天最短的一天，过了这一天，气温开始有明显的下降，您一定要记得防寒保暖。《后汉书》中记载："冬至前后，君子安身静体，百官绝事，不听政，择吉辰而后省事。"也就是说，冬至是阴阳二气的自然转化，是上天赐予的福气，是安身净体的日子。历代修炼家也认为，在这个时候练功容易与自然界中的元阳之气相互感应，敏感的人甚至会感觉身体发热。

"一阳萌生从此日，老人坚坐午达夕，浑浑上溯河流黄，赫赫内视神珠赤庞"这是陆游在冬至夜间练功后做的诗。在这阴阳交替的时候，我们应该像古人提倡的那样安身净体，保持身心平静，同时顺应阴阳之气的自然升发，不作任何干扰。那最好的方式是什么呢？静坐。

在美国，很多医院通过静坐来缓和病人的焦虑情绪，并用它来协助病人克服身体疼痛及心理压力。而保险公司也开始肯定打坐的医疗功效，同意支付病人参加打坐训练的费用。有一些研究显示，被称为"心灵疗法"的打坐，可以有效降低血管壁的张力。

对于身心都处在压力之中的现代人，我建议每个人每天都要抽出 10 分钟静坐的时间来沉淀思绪、休养身体、积蓄能量。中医认为："语多伤气，视多伤血。"这点在道家体现得最为充分，您看，一个有修为的老道士，来人都不多看一眼，一直在那闭着眼睛打坐，而且惜字如金。其实，这就是保养气血的诀窍。每天静坐 10 分钟，不视、不听、不语就能减少消耗、保养元气。

静坐时要注意的七个要点

了解到静坐的重要性，接下来我教给您一种非常简单却很有效的打坐方法——"七支坐"。这种方法来源于佛家僧人的修行。所谓"七支坐法"就是指打坐时，肢体上要注意的七个要点。

1. 坐姿：双足打成莲花座。莲花座是一个难度比较大的姿势，您如果做不到，可以把两腿自然交叉盘坐在一起，以舒适为度。

2. 脊椎：脊梁直立，要做到直而不僵，松而不懈。

3. 手势：两手心向上，右手背平放在左手心上面，两个大拇指轻轻相触，这叫定印。

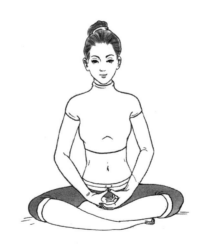

每天静坐 10 分钟，心也顺了，身也健了。

4. 肩膀：左右两肩稍微张开，以平整适度为宜，不可以沉肩驼背。

5. 下巴：前颚内收，但不是低头，稍微压住颈部左右两条大动脉即可，这样能抑制大脑思考。

6. 眼睛：双目微张，目光随意确定在座前两三米处，或者微闭。

7. 舌尖：舌头轻微舔抵上腭，犹如还未生长牙齿的婴儿酣睡时的状态。

以上七点便是静坐时的身体要领。要注意的是，在心意上，您要做到制心一处，也就是说专注于一个点。有的人会说，什么都不想那多难啊。那您可以先练习只想一件事，这件事情可以是一个很美的自然场景：大海边、草地上、花丛中，您要用五官充分地去感受，找身临其境的感觉。您也可以专注地呼吸，去聆听均匀呼吸时产生的韵律，或者凝视一点烛光。当您持续地专注于一件事情的时候便实现了静坐。

每天练习静坐 10 分钟，相信坚持一段时间以后，您会发现自己比以往更稳重、更轻松、更自信了，一种崭新的活力也将从您内心中升起。

小寒壮肾阳，年头年尾肾都强

　　说起一年之中何时最冷，估计就是这会儿了。俗话说，"小寒胜大寒。"小寒这个节气正在三九天上，也是寒季的最后一关。所以您外出时一定要做好防寒保暖的工作。

　　老人们都讲要"夏练三伏，冬练三九"，这会儿正是您加强锻炼、提高身体素质的关键时刻，因为人体抵御寒冷、病邪靠的是阳气。只有阳气充足，才能百毒不侵、百病不生。这段时间，正是阳气开始生长的时候，所以您一定要把养生功课做好，使阳气逐渐强壮起来。

　　肾主一身之阳，所以您既要壮阳，又要强肾。肾阳充足才是振奋一身阳气的根本。大多数人认为只有男人才需要壮阳，却不知道女人冬天怕冷、手脚冰凉，容易衰老、体质下降，这都是阳气不足的表现。在小寒这个节气上，壮阳的功课是一定不能疏忽的，请您抓紧行动吧。

小寒补养肾阳最佳处方：

经络方：双手沿着裤线的位置来回敲。

食疗方：淫羊藿、菟丝子泡酒两周后，每天1小杯，喝到来年立春。

瑜伽方：每天练习"瑜伽半桥式"。

早敲胆经身体健，晚推肝经睡眠好

应酬多，要养肝胆

高大哥是某企业的总裁，也是我的老学员了。近期他感觉身体总是说不从来的别扭，皮肤爱出油、口干口苦、胸口总是闷得慌，去医院检查也没查出问题。这天下课后，他向我说了下他最近的身体状况，要我给他出出主意。

我见他太阳穴的青筋暴起，手掌上的肉丘特别鼓，而且泛深红色，就说："您这是肝胆负担太重了，最近应酬挺多吧？"

高大哥无奈地点点头："是呀，饭局多了，睡眠少了，没想到身体吃不消了。"

我说："人体内的痰湿瘀毒、生理废物都靠肝胆来清理，而您日常吃了太多高脂肪、高热量的食物，超过了肝胆代谢的范围，肝胆就得加班赶点地工作。最要命的是，晚上 11 点~3 点是肝胆排毒的重要时间，而那时您还没有睡觉，这就严重影响了肝胆的工作，像您现在这些表现正是肝胆在叫苦呢。再不抓紧调理呀，真要把它们累坏了，肝炎、胆囊炎、高血压、高血脂、脑溢血、脑中风都会来凑热闹的。"

这一通说得他害怕了："那我可怎么办呀？"

"从现在起，您就得注意饮食与睡眠，要保持规律，这是其中一方面。我再教您个秘诀，保准一个月下来，问题全改善。"

胆经在大腿的外侧，就是平时我们裤子外裤线的位置。**每天早晨起来，双手沿着裤线的位置来回敲。哪里痛，哪里就是毒素的淤积所在，要重点敲那里。**每天敲一敲胆经，能促进肝胆排毒，增强身体免疫力，让您整天活力十足，可以说这是增强体质的不二法门。

肝经和胆经恰恰相反，它在大腿的正内侧，也就是内裤线的位置。**每天睡觉之前把双腿弯曲打开，先从左腿开始，双手相叠按在大腿的根部，稍用力向前推到膝盖。**反复推上几十遍就可以畅通肝经、疏调肝气，使肝胆在睡眠中能充分地排毒，而您做梦都会做美梦。

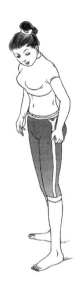

每天敲一敲胆经，让您整天活力十足。

　　高大哥回去就照着做了，虽然因为工作需要，酒肉应酬免不了，但熬夜已经尽量避免，并坚持早起敲胆经，晚上推肝经。没出一个月，他之前的症

睡觉前反复推肝经几十次，您晚上就
是做梦，做的也是美梦。

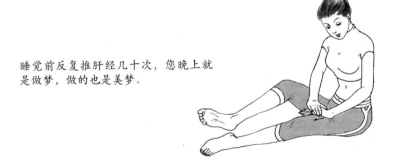

状全消失了。他高兴地打电话给我说："我都没想到在这么短的时间内，身体就慢慢好了，工作起来特别有精神。还有呀，我回去叫你嫂子跟我一起做，不仅解决了她腿粗的烦恼，她脸上的斑也渐渐消失了，现在脸色变得红润了起来。这'买一送一'可真实惠。"

听着高大哥的笑声，我很是欣慰，因为又有人从中医处获益了。

这个方法还有更多功效，比如说，女性在经期前后做一做，可以调节月经、保养妇科、瘦身养颜；男性体质下降了，打不起精神，容易失眠，也可以用它来升发阳气，充沛精力，改善生活质量；而老人家呢，则可以用它来作为保健养生的日常功课。

现代生活中，人人都需要排毒养生大法，一招在手，百毒不侵。而此时正值三九寒冬，寒冷的气候最能考验一个人的体质。在这场比赛中，肝主疏泄与胆主升阳的能力是重要的考核指标。您能不能取得胜利，就要看日常的积累了。在小寒上，气血旺于胆经，正是提升肝胆气血的好时机，您一定不能错过。

补肾壮阳一杯酒——淫羊菟丝酒

阴历 11 月和 5 月，夫妻最好分房睡

刚入冬，朋友华子悄悄地找到我说："我这结婚才一年，最近同房一次就感觉好几天都缓不过来，白天工作都没精神，身体怎么就虚了呢？"看他郁闷的样子，我呵呵一笑："就因为你是新婚，才容易虚。房事太频繁，控制一下嘛。"

我接着说道："古人有两个月是要分房睡的：阴历 11 月和 5 月。11 月，精液稠如浆，5 月薄如水，这是两个极端，都是身体消耗比较大的时候。尤其是这刚过去的 11 月，正是精液最浓稠的时候，同房一次相当于平时的好几次。现在的人又都不注意这些，自然虚得快。"

"这肾精主要靠养，一共就那么点，所以您要省着点用，细水才能长流。如果不加以节制，年轻时您可能不觉得怎样，一上年纪，这毛病就都来了，早早地脱发、白发，耳聋、耳背，腰直不起来，腿走不动，提早进入老年期。因此，补肾第一条就是节制房事。适当的房事是可以的，一周1~2次；另外，雷雨天、大醉、大饥大饱、大怒大悲等情况下都要尽量避免同房，否则消耗更大。"

淫羊藿丝酒壮阳补肾最拿手

朋友听后吐了吐舌头说："原来要注意这么多啊！那是不是只要注意这些就可以啦？"

"能做到节制，你这肾虚就好了一半，那剩下的就要靠一个方子来补了。**我建议你去药店买30克淫羊藿和60克菟丝子，用这两样东西泡酒，两周以后就可以喝。每天1小杯，一直喝到来年立春**。坚持下去，你就会见到明显效果的。"

过了一个多月，我再见到华子时，他已是满脸的阳光灿烂，连连对我竖起大拇指说："你这个方子真灵，现在的我精神十足，身体也一天天好了起来，同事们都夸我年轻了好多呢。"

淫羊藿它富含锰，可以防止男性睾丸退化，壮阳补肾，提升性功能，而菟丝子能平补肾阳。这两样放在一起可谓是壮阳补肾的黄金搭档。不过，您可不要以为只有肾虚了才需要壮阳，像肾阳虚导致的腰腿痛、高血压、咳喘、尿失禁、不育不孕等都可以用这个酒来调养，更年期的女性也可以用它来保健。另外，它还可以改善骨质疏松、四肢乏力、精力下降、记忆力减退等症状。

到小寒了，天气最为寒冷，正是需要补肾壮阳的时候。一杯"淫羊菟丝酒"就能为您补足阳气，提高生活质量，打开幸福之门。

一招找回男人自信——"半桥式"

在瑜伽班上很少能见到男士的踪影，于是班里的一对夫妻就格外引人注意。刘先生40岁，手头拥有两家规模不小的公司，还娶了个漂亮妻子。按理说，他也是志得意满，正是好好享受人生的时候。但这几次的瑜伽课上他总是有心事的样子，也不见了他妻子的踪影。好不容易两人来了一次，却一反常态，两人谁也不挨着谁坐，离得远远的。

这天下课后，他等妻子去浴室冲洗了，会员也都走干净了，凑到我跟前来，几次欲言又止。我一再询问下才了解，原来近一段时间，公司事务繁多，他常常加班到深夜，体力透支，结果夫妻生活不是太理想，他俩也总是因一些小事引发口角。

练习瑜伽这段时间以来，他见到很多学员的健康状况都因为瑜伽与经络而改变了，于是他想向我来讨个什么偏方。鉴于他这种情况，我建议他练习"半桥式"。

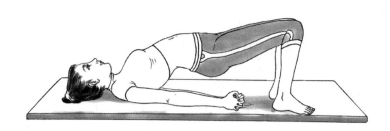

"半桥式"让您的生活更加幸福美满。

平躺在地面上，双腿弯曲，双脚踩在地面上，两只脚打开一肩宽，手心向下扶住地面。摆好姿势后，臀部收紧，尾骨离开地面尽量向上抬起，同时双手在背后十指交叉抓握，手臂伸直，肩胛骨收紧。呼吸完5次后，再把脚跟抬起来，尽可能地抬高，保持肩、背、腰、臀、腿的收紧，直到坚持不住了再慢慢放下来。

大概坚持了1分钟，看他实在挺不住了，我就让他慢慢放下来。他感觉腰腹和大腿内侧热热的，非常舒服。我告诉他每次都务必练习到这种有明显温热的感觉，这正是肝经和肾经的气血被激发起来的表现。

这个体式能锻炼到腿部内侧的肝、肾两经。肝经绕生殖器一周，它通了，气血就能循经保养生殖器官。肾经则与性能力有直接关系，在臀部向上抬的过程中，会阴的位置是自然收紧的。会阴穴是壮阳要穴，这个穴位平时很难按摩到，但在这个体式中却能得到充分的刺激。并且，这个体式还能增强大腿内侧与性生活相关的肌群。坚持练习，自然能提高男性的性能力，帮男人找回活力与自信。

那刘先生后来怎么样了呢？这种事情我也不大好问，但我能在后来两个人的甜蜜表情中找到答案。自此，刘先生变成了我的铁杆粉丝。

"半桥式"能自动收紧会阴穴，它与道家的"锁精固元术"有异曲同工之妙。不论男女都可以通过这个体式来提升生殖系统的功能，改善生活质量、促进夫妻感情。

后记

每个人都应该享有健康之福

　　不知不觉间，我已经写到了这本书的最后一页，这是一个充满了乐趣的过程。

　　每到一个节气，我都和热爱健康的学员朋友们一起怀着感恩的心，认认真真地去做好每个节气上的养生功课，然后，我把自己的感受与心得记录下来。所以从这本书的每一个故事中，我都能看到一个个朋友的身影。可以说，这个写作的过程也是一次自我的再学习与成长。

　　在瑜伽与养生这个行业里，我已经走过了近十个年头。如果把这十年比作一条线，那两端的我简直判若两人。曾经的年少轻狂，认为"学医三年，天下无不可治之病。"一路走下来，到现在，我心中却徒增了许多的惶恐与战战兢兢。

　　不是我失去了自信，而是更深刻地了解了生命的真谛。

　　病魔曾经带走了我身边多位挚爱的亲人和朋友，我多想留住他们，但面对死亡，一切都是那么的无力。这一个个的痛警醒着我，激励着我走上了这条传播健康理念的道路，并且一路前行。

　　每个人都应该享受健康带来的生命之福，从一开始我们就要抓住生命的主动权。生命不允许后悔，健康很难从来，我想这是我最想告诉每一个朋友的，因为我对此有深切体会。

　　前面是一条宽广的健康大道，迷罗愿与您同行！

迷罗

2009 年 12 月 3 日

热爱生活
相信未来